따라하면 누구나 약손!

우리집 동의보감 단학활공1

국제평화대학원대학교 부설 단학연구원 지음

따라하면 누구나 약손!

우리집 동의보감 단학활공1

국제평화대학원대학교 부설 단학연구원 지음

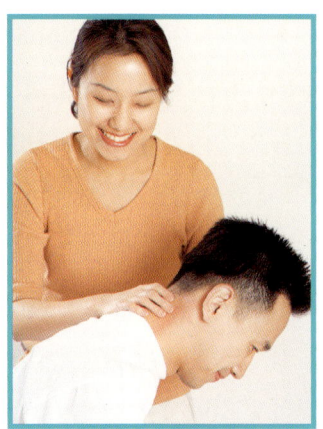

한문화

머리말

　　세상에는 온갖 명약과 명의를 찾아다니는 이들이 많지만 자기 몸 안에 있는 자연치유력의 소중함과 효과를 알고 있는 이들은 많지 않다. 건강은 아주 가까운 곳에 있다. 국제평화대학원대학교 부설 단학연구원은 멀리 있는 건강을 찾는 것이 아니라 누구나 손쉽게 자기 안에 있는 자연치유력을 찾을 수 있도록 돕는 프로그램을 연구, 개발하고 있다. 단식, 명상, 단학도인체조, 단전호흡, 이 모두가 우리 몸에 흐르는 기 에너지의 자연치유력을 극대화하는 방법들이다.

　　단학활공도 그러한 프로그램 중 하나이며 특별한 기술이나 단련을 필요로 하지 않으면서도 누구나 일상에서 실천할 수 있는 건강법이다. 특히 맨손으로 상대방의 아픈 곳을 어루만져 주는 과정에서 가족, 이웃, 동료들과 마음을 열고 사랑을 주고받는 즐거움을 느낄 수 있다. 오늘을 살아가는 현대인들은 약물은 지나치게 남용하면서도 가족 간에 마음이 담긴 따뜻한 손길을 주고 받는 일에는 점점 소홀해져가고 있지 않은가?

　　만일 당신이 가족들이나 동료들과의 진실한 소통에 어려움을 겪고 있다면 단학활공을 권하고 싶다. 몸이 아팠을 때 정성껏 매만져 주는 손길만큼 감사한 것은 없으며 아무것도 아닌 것 같은 자신의 손길이 상대방에게 큰 도움이 되는 것처럼 마음을 흐뭇하게 하는 일도 없다. 단학활공의 가장 큰 취지는 활공을 하는 이나 받는 이의 마음이 잘 통하게 하고 서로가 마음의 기쁨과 평온을 얻는 것이다. 활공活功이란 이름에서 알 수 있듯이 단학활공은 생명력을 잃은 상대방의 몸과 마음을 살아나게 하는 심법心法이다. 그러므로 활공을 하는 이는 기술에 앞서 상대방을 대하는 마음 자세부터 가다듬어야 한다. 웃음 띤 얼굴로 상대방을 바라봐 주고 따뜻한 말 한 마디를 건네는 것도 단학활공의 중요한 일부분이다.

건강을 해치는 가장 큰 주범은 생명의 법칙에 어긋난 생활태도와 마음가짐이다. 우리 마음이 두려움으로 위축되면 장기 중에서 신장의 기능에 영향을 미치고 슬픔이 지나치면 폐에, 노여움이 지나치면 간에 영향을 미친다. 장기뿐만 아니라 우리 몸의 모든 신경, 혈관, 근육의 세포조직은 이러한 마음의 긴장과 희로애락의 움직임을 하나도 놓치지 않고 기억하고 반응한다. 이러한 불균형의 상태가 오랫동안 누적될 때 우리 몸의 생명에너지가 드나드는 경혈은 막히고 오장육부를 연결하는 기의 통로인 경락의 흐름에 이상이 오게 된다. 여러 질병의 근본적인 원인은 여기서 비롯된다. 단학활공은 경혈과 경락을 자극하여 기혈순환이 순조롭게 이루어지도록 돕는 효과적인 방법이다.

옛 선인들은 질병의 근원적인 원인을 이해하고 그 예방과 치유를 위한 방법을 일상의 한부분으로 만들어서 생활화했다. 단학활공도 이러한 조상들의 지혜를 현대인들이 생활 속에서 활용할 수 있도록 체계화한 것이다. 우리 몸은 가장 자연스러울 수 있을 때 건강하다. 현대인들이 겪는 건강의 불균형과 심리적인 여러 장애들은 자연스러움이 결여된 생활에서 오는 것이다. 단학활공을 통해 많은 사람들이 근원적인 몸과 마음의 자연스러움을 회복하기를 바라는 마음에서 이 책을 펴낸다.

단기 4333년 4월
국제평화대학원대학교 부설 단학연구원

차 례

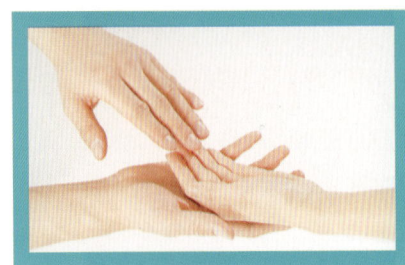

제1권

머리말   4

제1장 활공이란 무엇인가?   9
1. 단학활공은 사랑주기   10
2. 활공이 좋은 일곱 가지 이유   13
3. 활공의 세 가지 원리   15
4. 만질 때는 이렇게   16

제2장 활공을 위한 준비   25
1. 효과 만점을 위한 준비   26
2. 이런 순서로 한다   32

제3장 약손 만들기   39
1. 기 에너지와 약손   40
2. 약손을 위한 준비운동   43
3. 약손 만드는 손 운동   50

제4장 몸의 뒷부분   53
1. 어깨 근육 풀어 주기   57
2. 견갑골 풀어 주기   59
3. 등 비비고 눌러서 풀어 주기   63
4. 허리 눌러 주며 흔들기   67
5. 엉덩이 눌러 주며 흔들기   69
6. 척추 누르기   72

제5장 다리 뒷부분   79
1. 발바닥 누르기   82
2. 발목 흔들기   86
3. 장딴지 풀어 주기   88
4. 허벅지 풀어 주기   91
5. 무릎 들어 주고 허벅지 눌러 주기   94
6. 허벅지 비비고 눌러 주기   97

제6장 목과 머리   103
1. 윗머리 눌러 주고 쓸어 주기   106
2. 목 근육 이완하고 목 눌러 주기   109
3. 목 꺾고 당겨 주기   112
4. 뇌활공   118

제7장 얼굴   125
1. 얼굴 마사지   128
2. 얼굴 눌러 주기   131
3. 턱 관절 풀어 주기   137

■ 증상별 활공법 색인   142

제 2 권

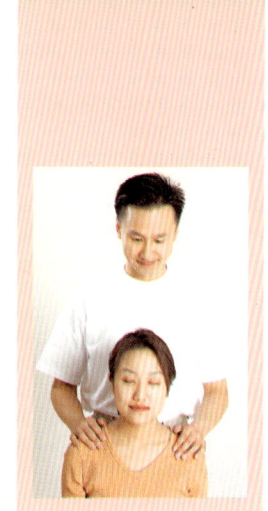

머리말

제 8 장 팔과 손
1. 팔 비비고 문지르기
2. 팔 당기기
3. 손바닥 활공

제 9 장 가슴과 배
1. 가슴 활공
2. 배 쓸어 주기
3. 장의 뭉침 풀어 주기
4. 배 밀고 당기고 흔들어 주기
5. 허리 떨어뜨리고 붕어흔들기
6. 기운 넣어 주기

제 10 장 다리 앞부분
1. 발가락 당기고 발목 꺾기
2. 다리 안쪽 활공
3. 다리 앞쪽 활공
4. 다리 흔들기
5. 골반과 다리 근육 활공
6. 무릎 비벼 주기

제 11 장 몸의 옆부분과 앉은 자세
1. 목과 어깨 근육 짜 주기
2. 어깨근육 풀고 당기기
3. 허벅지 바깥쪽 풀기
4. 옆으로 누운 자세에서의 담경 활공
5. 엉덩이, 다리 발로 차 주기

제 12 장 숙련된 이를 위하여
1. 우리 몸은 작은 우주
2. 음양오행과 경락
3. 관찰하기
4. 보사법
5. 숙련된 이를 위한 약손 만들기

■ 증상별 활공법 색인

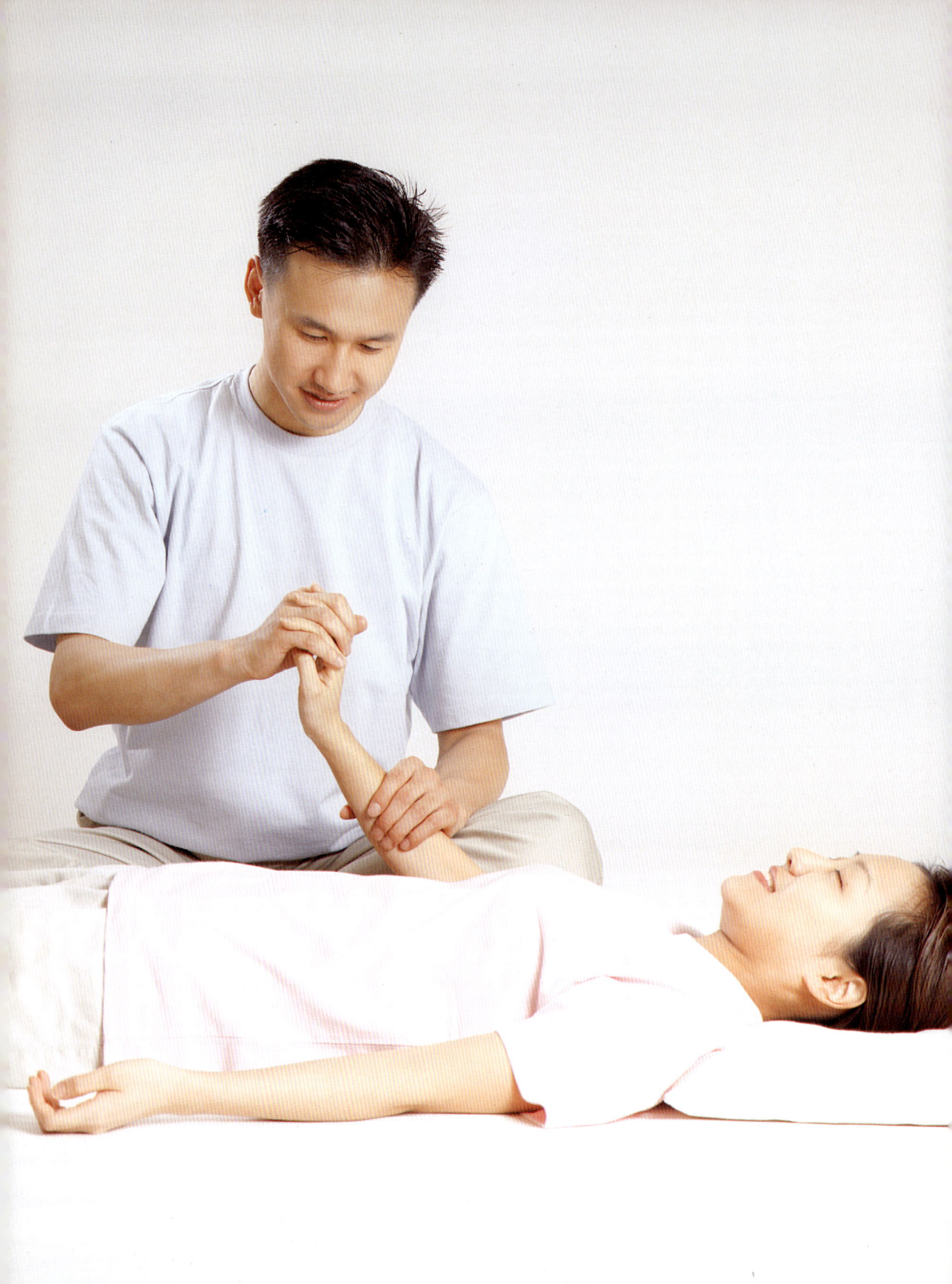

제 1 장

활공이란 무엇인가?

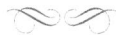

1. 단학활공은 사랑주기

2. 활공이 좋은 일곱 가지 이유

3. 활공의 세 가지 원리

4. 만질 때는 이렇게

1. 단학활공은 사랑주기

'아이구 허리야'
허리가 아프면 우리는 자기도 모르게 허리를 두드린다. 뿐만 아니라 배가 아프면 손이 절로 배로 가서 배를 쓸어 준다. 아픈 곳을 쓸어 주고 두드려 주고 만져 주는 것은 인간의 본능적인 치유 습관이다. 이미 몇천 년 전부터 사람의 손으로 몸을 만지고 쓰다듬어 병을 낫게 하고 자연치유력을 극대화하여 건강을 유지하는 방법이 있었다. 지압, 마사지 등이 그것이다. 단학활공丹學活功은 이러한 방법들을 현대단학의 원리에 맞추어 발전시킨 것이다. 단학활공은 한 마디로 정의하자면 '사랑주기'라 할 수 있다. 즉, '타인에게 사랑의 기운을 전달하는 행위'이다.

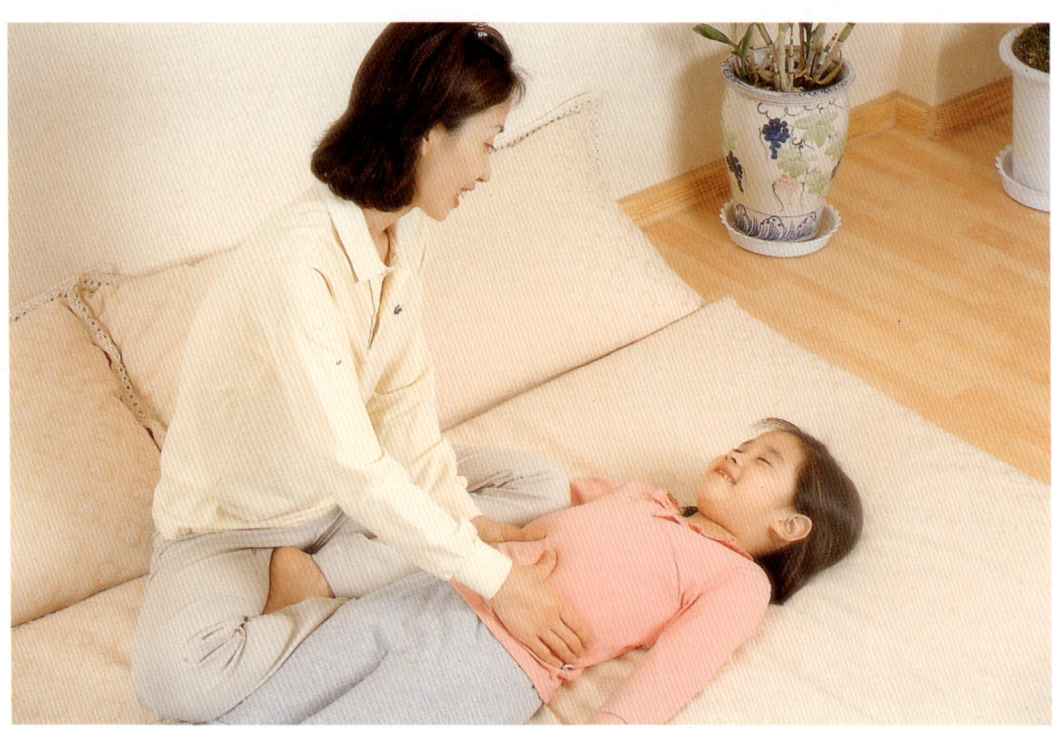

우리 몸에는 근원적으로 생명현상을 유지하기 위해 기氣가 흐르고 있는데 이러한 생명에너지인 기가 약해지면 몸에 탈이 생긴다. 기가 잘 흐르지 않고 막히면 생명 에너지가 원활하게 유통되지 못해 질병이 발생하게 된다. 기가 너무 세거나 넘쳐도 몸의 에너지 균형이 어긋나 마찬가지로 질병의 원인이 된다. 과로, 폭음, 과색, 과식 등은 에너지 균형을 무너뜨리는 주범으로서 이런 생활 습관을 일삼는다면 몸이 아프게 되는 것은 당연한 이치이다. 병은 인간이 생명활동의 법칙을 어기고 몸을 무리하게 사용할 때 몸에 대한 경고로서 찾아온다.

활공이라는 말을 다른 차원으로 풀이하자면 병을 낫게 한다는 의미 뿐 아니라 생명활동을 더욱 활발하게 할 수 있도록 도와 준다는 의미를 내포한다. 또한 남을 살림과 동시에 자신도 살리는 것이 활공이다. 오늘날 지구촌은 지나친 경쟁과 이기주의가 팽배해 서로의 기운을 뺏고 상대방을 제압하는 데 혈안이 되어 있다. 활공은 남을 살리는 길이 자신이 사는 길임을 행동으로 가르치는 방법이다. 상대

조선초 퇴계 이황(1501~70)이 쓴 「활인심방活人心方」에는 퇴계가 남긴 건강 양생법이 전해온다. 이 그림들은 퇴계가 직접 그린 도인도導引圖로서 스스로 활공을 하는 그림이다.

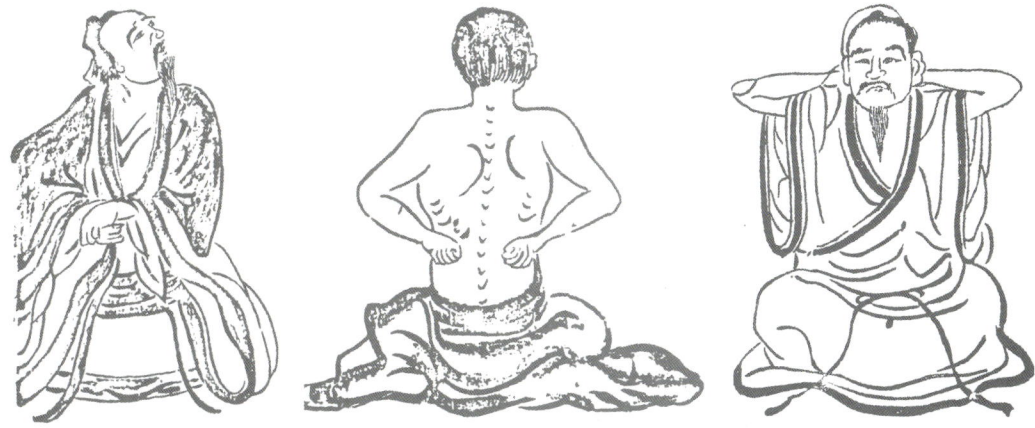

방을 정성껏 활공하면서 자신의 몸과 마음이 정화되는 것을 누구나 느낄 수 있다. 이것이 바로 진정한 사랑주기인 것이다.

또한 활공은 약이나 기구를 쓰지 않고 맨손으로 기운을 주는 행위이다. 어머니들은 아이들이 아플 때 온몸을 정성껏 쓸어 준다. 아팠던 아기들이 언제 그랬느냐는 듯이 방긋 웃곤 하는 것은 어머니의 사랑의 에너지(氣)가 손을 통하여 전달되었기 때문이다. 세상에서 가장 강력한 치유력이야말로 어머니의 마음과 같은 자애로움과 분별 없는 헌신의 에너지이다. 반면 화가 머리끝까지 난 누군가가 자신을 노려볼 때 섬뜩한 기분이 드는 경우도 있다. 이처럼 우리가 일상에서 사용하고 있는 기를 통해 이웃과 동료에게 사랑의 기운을 줄 수도 있고 증오나 미움의 기운을 줄 수도 있다. 어떤 기운을 주느냐는 자신의 선택이며 자신의 책임이기도 하다.

> 4000년 전 이집트 사카라에 있는 의사 무덤에서 발견된 벽화. 고대 이집트에서부터 이미 발과 손을 활공하는 반사요법이 이용되었음을 보여 준다.

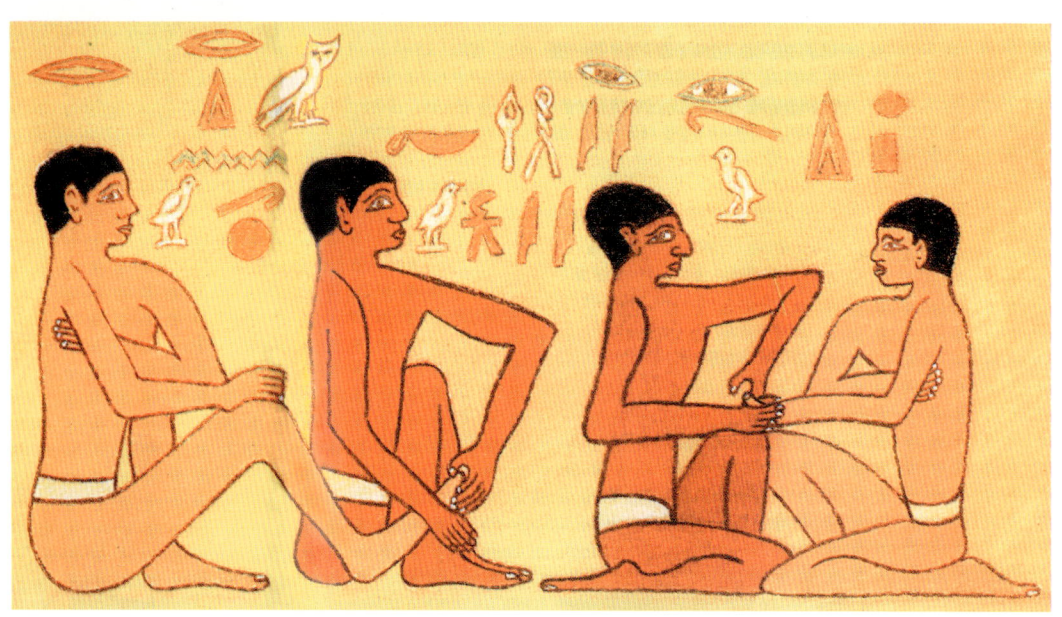

2. 활공이 좋은 일곱 가지 이유

혈액순환이 잘 되게 한다
활공을 하면 피가 잘 돌고 혈관이 탄탄해지며 심장의 부담이 덜어진다. 피가 잘 돌면 우리 몸 곳곳에 산소와 영양을 원활하게 공급해 피로감이 쉽게 회복된다.

흥분된 신경과 근육을 달래고 얼러 준다
화가 나거나 흥분했을 때는 우리 몸의 신경이나 근육 등이 비정상적으로 활성화된다. 이때 활공을 하면 마음이 차분히 가라앉는 것을 느낄 수 있으며 흥분된 신경과 근육은 안정을 되찾는다.

몸과 마음에 활력을 준다
반대로 너무 힘이 빠져 녹초가 돼 있을 때 약간의 흥분감을 줌으로써 몸의 기관 각각의 기능을 회복시킨다.

비뚤어진 골격이 바로 맞춰진다
생활 습관에 따라 대부분의 사람들은 골격의 균형이 어긋나 있는 경우가 많다. 활공을 오랫동안 하면 비뚤어졌던 뼈와 근육들이 제자리로 돌아온다. 또한 삐거나 뼈를 다치고 나서 부기가 좀 가라앉은 뒤에 활공을 하면 관절이나 힘줄 등이 굳는 것을 방지할 수 있다.

내장 기관이 좋아진다
활공을 하면 피부나 근육만 좋아지는 것이 아니라 몸에 흐르는 기의 흐름을 조절함으로써 내장의 기능도 좋아진다. 따라서 소화가 잘 되고 변비나 설사 등에도 좋은 효과를 얻을 수 있다.

인간관계가 원만해진다

자연스러운 스킨십은 인간관계를 우호적으로 만든다. 틈틈이 익힌 활공을 가족들이나 직장동료들에게 해 준다면 사람과 사람 사이의 관계가 더욱 원만해질 것이다.

주변과 자신을 돌아보고 사랑하는 마음이 생긴다

누군가에게 활공을 받거나 활공을 해 주다 보면 자신만의 삶에서 벗어나 주위를 한 번쯤 돌아볼 수 있게 된다. 주로 받기만 하던 이들도 누군가를 활공해 주고 싶은 마음이 생긴다.

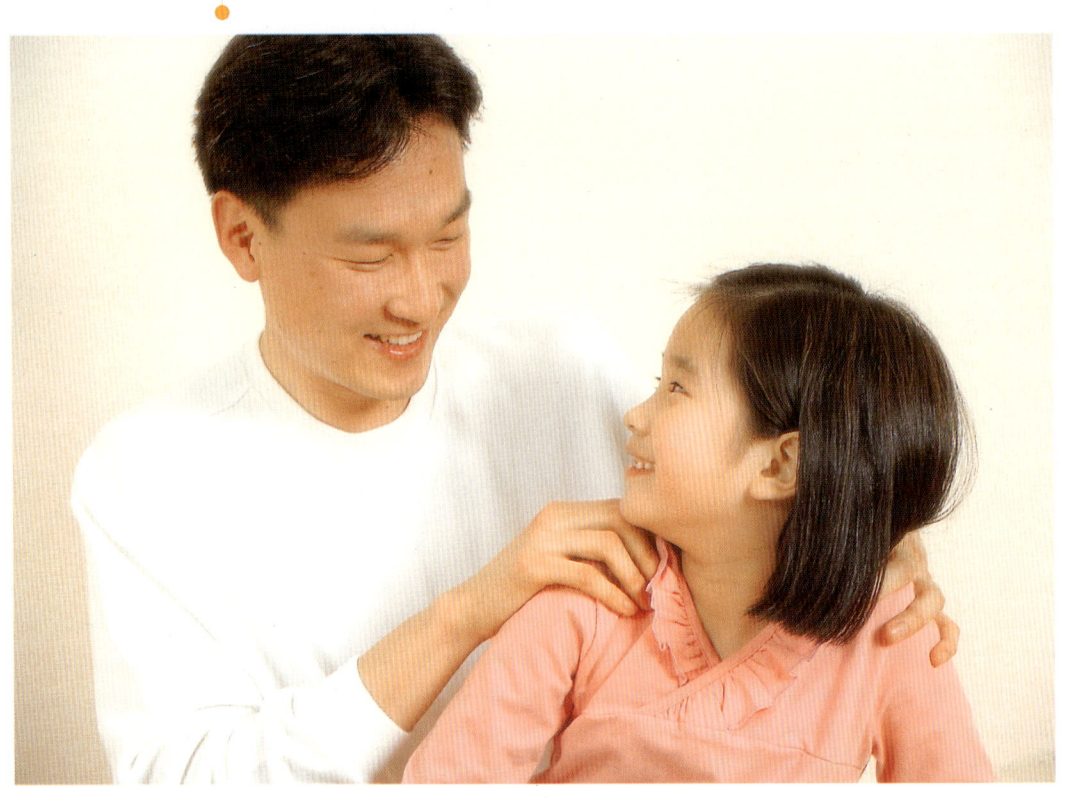

3. 활공의 세 가지 원리

피를 잘 돌게 하는 원리(활혈법活血法)
주로 만져 주거나 밟아 주는 방법을 통해 피가 잘 돌고 에너지가 충만하도록 한다. 비뚤어진 골격을 바로 맞추거나 근육을 주물러 줌으로써 혈액순환을 원활하게 하고 기가 잘 흐르도록 하는 것이다.

기를 잘 돌도록 하는 원리(활기법活氣法)
상대방의 몸에 가만히 손을 댄 상태에서 행하는 활공법이다. 기운을 통해 막힌 혈과 경락을 뚫어 주는 방법으로 손이나 말을 이용해 상대방에게 기운을 불어 넣거나 탁한 기운을 빼 준다.

마음을 편안하게 하는 원리(활심법活心法)
활공은 말을 통해서도 할 수 있다. 받는 이의 몸이 좋아질 것이라는 말이나 칭찬하는 말은 상대에게 긍정적인 에너지를 전달함으로써 마음을 편안하게 할 뿐 아니라 몸의 건강에도 도움이 된다. 또한 활공은 눈으로 하기도 한다. 하는 이가 인상을 찡그리고 바라본다면 받는 이는 활공을 받아도 몸이 개운치 않을 것이다. 에너지는 사랑이 담긴 눈빛을 통해서도 상대에게 전달된다.

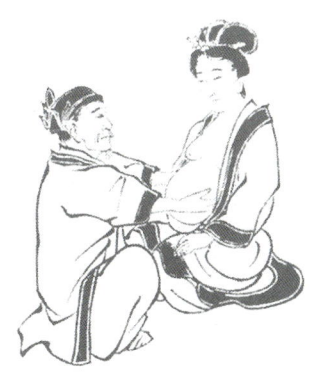
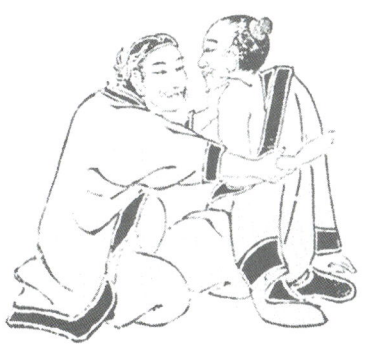

19세기 초 나무를 잘라 만든 책자에서 발견된 활공하는 모습을 그린 그림.

4. 만질 때는 이렇게

1) 누르는 원칙

단학활공의 누르기에는 세 가지 원칙이 있다. 내려 누르기, 기운 주어 누르기, 그리고 정성들여 누르기이다. 활공을 할 때는 내려 누르고, 기운을 주어 누르며, 정성을 들여 누르는 것이 원칙이다.

내려 누르기(압력)
어느 정도의 압력, 즉 힘으로 해당되는 혈자리를 똑바로 내려 누른다. 몸의 기운이 막혀 있고 근육이 뒤틀려 있는 경우에는 일정한 힘을 가해야 기운이 잘 흐르고 근육이 풀어진다.

기운 주어 누르기(기운)
기운을 전달하는 누르기이다. 한 자리를 지그시 오래도록 눌러 기운을 전해 주는 것이다. 안마나 마사지는 압력, 즉 힘으로 자극을 주는 데 반해 활공은 내장 깊숙이 기운이 전달되도록 해야 한다.

정성들여 누르기(호흡의 일치)
활공하는 사람과 받는 사람의 호흡이 일치되어야 한다. 호흡이 일치된다는 것은 숨을 같이 쉬라는 뜻도 있겠지만 두 사람의 마음을 일치시키는 것을 의미하기도 한다. 알 속에서 병아리가 나올 때 어미 닭이 밖에서 쪼아 주고 병아리가 안에서도 쪼으면 더욱 쉽게 나오는 것과 같은 이치이다.

2) 만지는 법

엄지손가락으로 누르기(모지압법)

일반적으로 많이 쓰이는 방법 중의 하나이다. 엄지손가락의 지문이 있는 부위를 사용하여 누른다. 이때 손가락 끝을 너무 뾰족하게 세워누르지 않도록 한다.

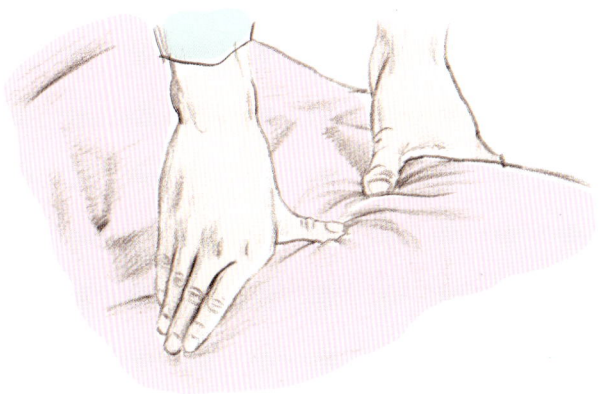

> **POINT**
> 엄지손가락은 다섯 손가락 중에 가장 힘을 잘 쓸 수 있으며 좁은 곳을 정확히 찾아 누를 수 있다는 것이 장점이다.

손바닥으로 누르기(장압법)

손바닥으로 눌러 주는 방법으로 엄지손가락으로 누르기와 함께 가장 많이 쓰이는 방법이다. 하는 이가 그다지 많은 힘을 쓰지 않아도 된다는 장점이 있으나 좁은 부위를 정확하게 누르기에는 적당치 않다.

POINT
허약한 사람을 활공할 때는 손바닥 가운데 쪽으로, 실한 사람에게는 손목 바로 위쪽으로 누르는 것이 좋다.

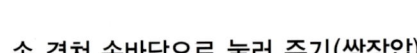

손 겹쳐 손바닥으로 눌러 주기(쌍장압)

양 손바닥 누르기는 한 손 위에 다른 손을 포개어 누르는 방법이다. 오른손잡이일 경우 왼손을 위로 올려 누른다.

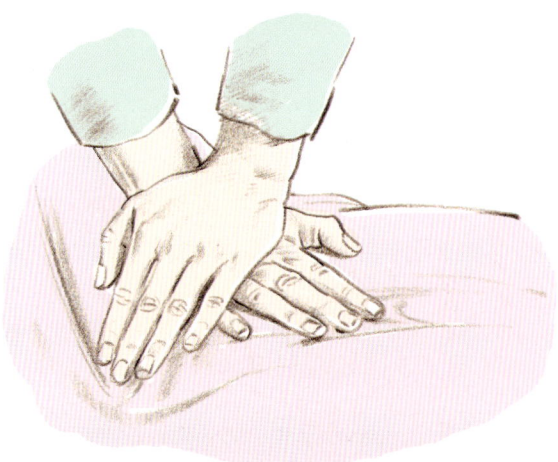

POINT
너무 강하지 않게 지그시 눌러야 한다.

양 손 엄지로 누르기(쌍모지압법)

양 엄지손가락을 포개어 겹쳐 누르는 방법. 정확한 부위를 누르되 한 손가락으로 누를 때보다 더 강한 힘을 내야할 때 사용한다.

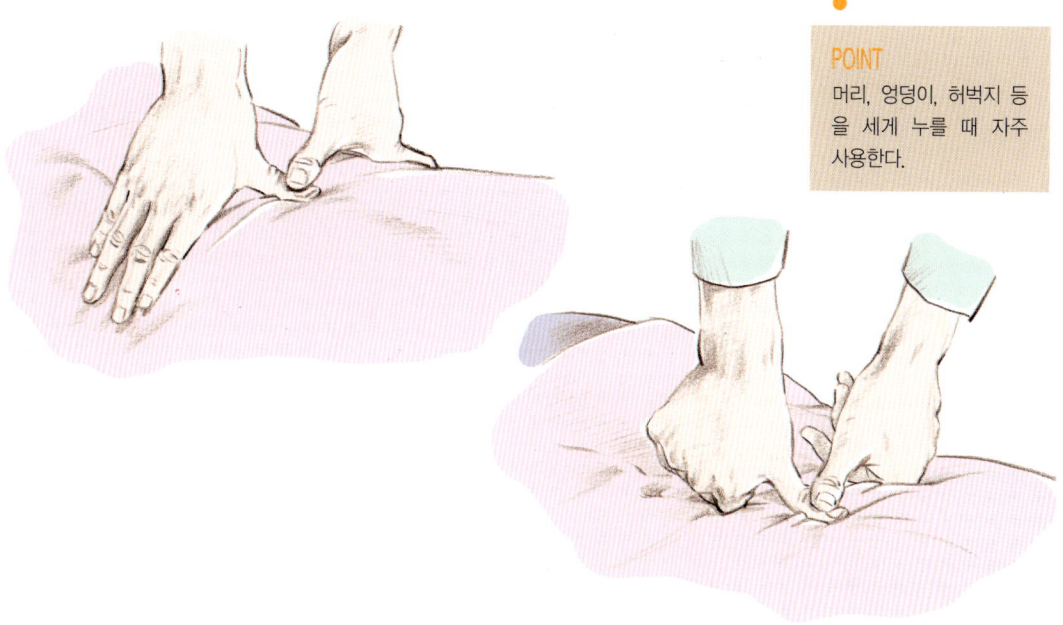

POINT
머리, 엉덩이, 허벅지 등을 세게 누를 때 자주 사용한다.

손으로 주무르기(파악법)

다섯 손가락을 이용해 손끝에 힘을 주어 주무르듯 꽉 잡았다가 놓는 방법이다.

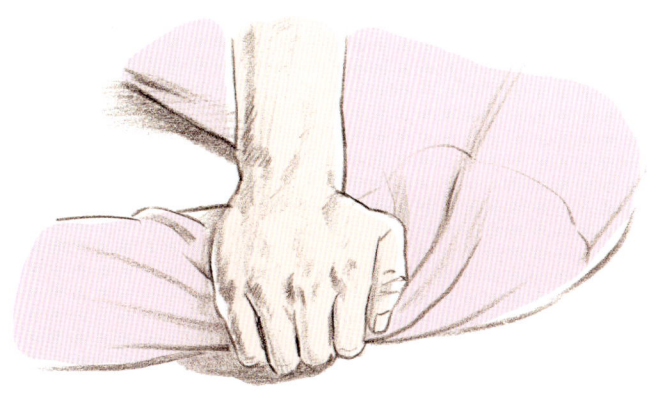

POINT
근육이 많은 어깨나 엉덩이, 배를 활공할 때 많이 쓴다.

주먹으로 누르기(권압)

양 손 주먹의 정권 부위로 눌러 주는 방법인데 누를 때는 양 손의 힘을 고르게 하는 것이 중요하다.

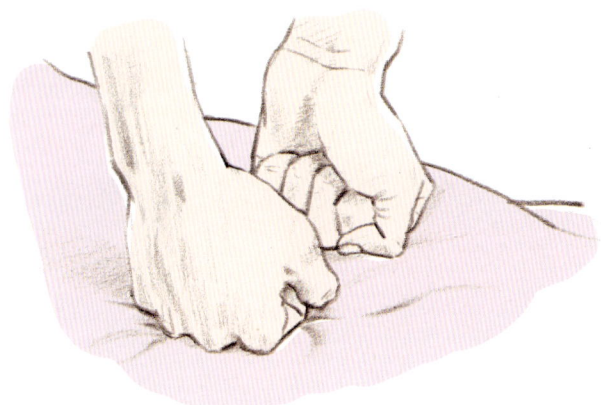

POINT
5초 정도 서서히 강하게 누르되 지나치게 세게 누르지 않도록 주의한다.

팔꿈치로 누르기

팔꿈치를 이용하여 누른다. 주먹으로 누르기보다 더욱 강한 강도를 발휘할 때 쓰인다. 그러나 그다지 자주 쓰는 방법은 아니다.

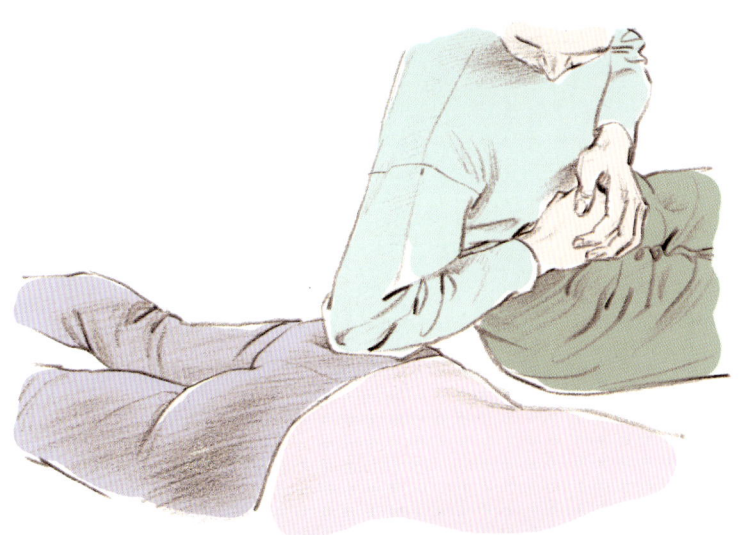

POINT
주로 엉덩이 부분과 같이 살이 많은 곳에 쓰인다.

손가락으로 누르기(중지압)

엄지손가락과 새끼손가락을 제외한 나머지 세 손가락의 지문이 있는 부위를 써서 누르는 방법이다. 가운데 손가락에 더 많은 힘을 주는 것이 요령이다.

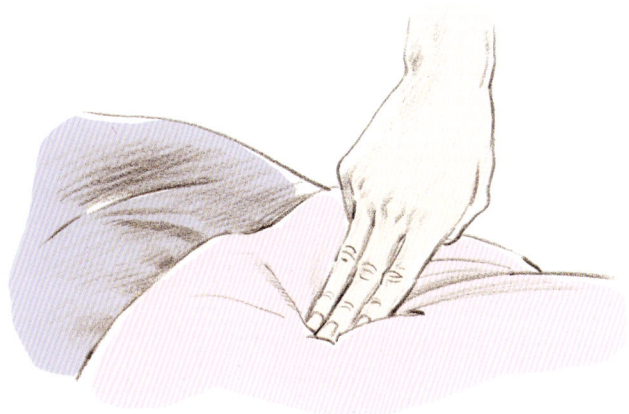

POINT
배 주변을 누르거나 몸을 진찰할 때 많이 쓴다.

손바닥으로 누르며 흔들어 주기(진동압)

양 손바닥으로 누르면서 흔들어 주는 방법이며 배우기 쉽고 받는 이의 혈액순환에 많은 도움이 된다.

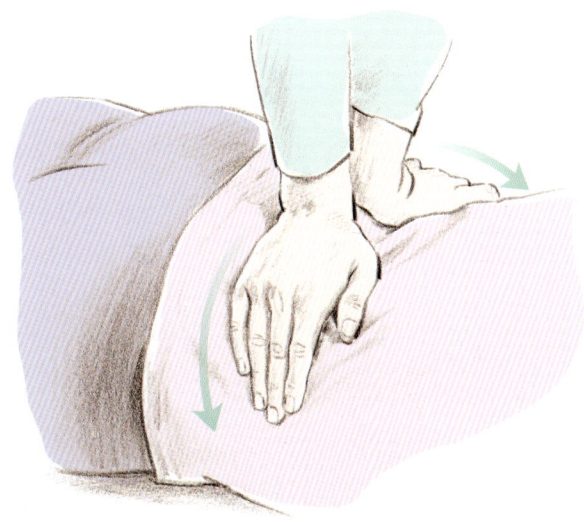

POINT
하는 이의 힘이 많이 들지만 받는 이의 뭉친 근육을 푸는 데 도움이 많이 된다.

발로 밟아 주기(답보압)

서서 발로 밟아 주는 방법. 하는 이가 힘을 적게 들이고도 받는 이를 세게 누를 수 있는 방법이다. 활공할 때 발을 쓰는 경우는 극히 드물다. 하는 이가 체중이 가벼운 어린이이거나 힘이 약할 때만 사용하도록 한다.

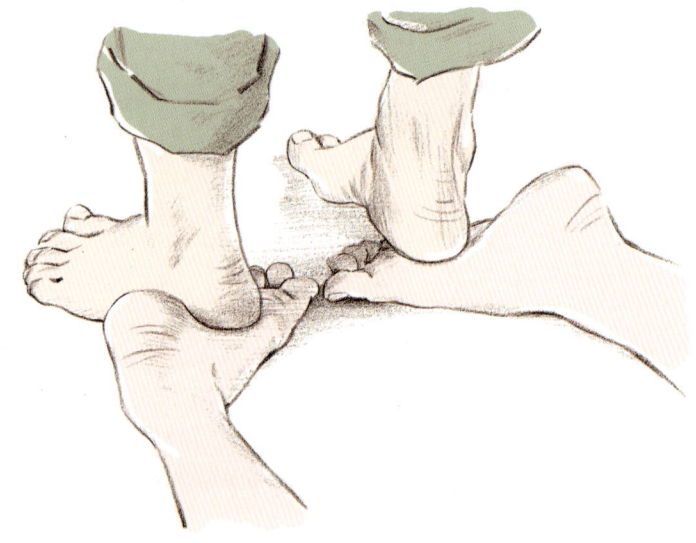

POINT
힘의 강약을 조절하기가 힘들므로 주로 발바닥 밟기 등에만 쓴다.

기타 방법들

주먹으로 두드리기, 양 손으로 당겨 주기, 비벼 풀어 주기, 손바닥으로 잡아 주기, 손가락으로 두드리기, 밀어 주기, 양 손으로 들었다 놓기, 손으로 기운 주기, 손바닥으로 쓸어 주기, 흔들어 주기, 손으로 밀고 굴려 주기

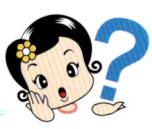
왜 만지는 방법이 이렇게 많아요?

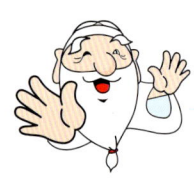
미리 겁먹지 마세요. 익숙해지면 손이 저절로 알아서 적당한 자세를 취하게 됩니다.

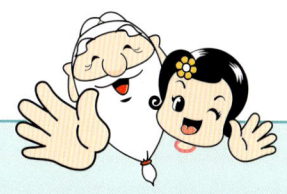

직장인을 위한 아로마 활공

스트레스는 어느 순간까지는 적당한 에너지를 북돋아 주지만 어느 정도 수위가 넘어가면 초조해지고 입이 타들어가며 속이 더부룩할 수도 있다.

스트레스를 효과적으로 풀기 위해서 여러 과일, 채소나 약초 등의 식물에서 뽑아낸 추출물을 몸에 바른 후 활공하면 좋다. 이 활공은 직장인뿐만이 아니라 모든 사람들에게도 효과적이다. 아로마를 이용할 때는 직접 코로 향기를 맡거나 몸에 바르면서 활공하거나 목욕을 할 수 있다.

아로마 향유를 사용하여 목욕을 할 경우 욕조에 6~10방울 떨어뜨린 후 15분 정도 몸을 담그고 있거나 타올에 2~3방울 묻혀 비누와 함께 문지르면 된다. 활공을 할 경우에는 순식물성 기름이나 바디오일에 향유를 2~3 퍼센트 희석해서 전신에 발라 준다. 손수건이나 화장지 등에 2방울 정도 떨어뜨려 코로 깊이 들이마시거나, 아로마 램프에 2방울 정도 넣고 공기 중에 확산시켜 그 향을 맡기도 한다.

스트레스가 많아 잠이 오지 않거나 긴장이 풀리지 않으면 장미, 샌달우드, 셀비어, 마조람, 크랑리, 삼나무 등의 추출물을 몸에 바르고 활공하면 약효가 스며들어 매우 기분 좋은 상태가 된다.

스트레스를 풀기 위해서는 등을 중심으로 어깨와 목을 잘 풀어 주고 얼굴 부위를 가볍게 활공해 주는 것이 좋다. 또한 일상생활 중에 심호흡과 단전호흡으로 느긋하게 숨쉬고 편안한 마음을 가지는 습관을 키우면 많은 도움이 된다.

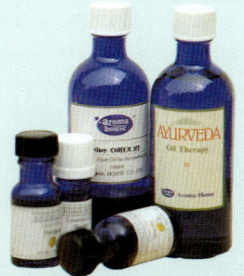

활공할 때 몸에 바르는 아로마 오일

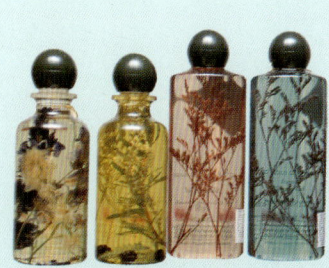

향기 요법에 쓰는 아로마 향신료

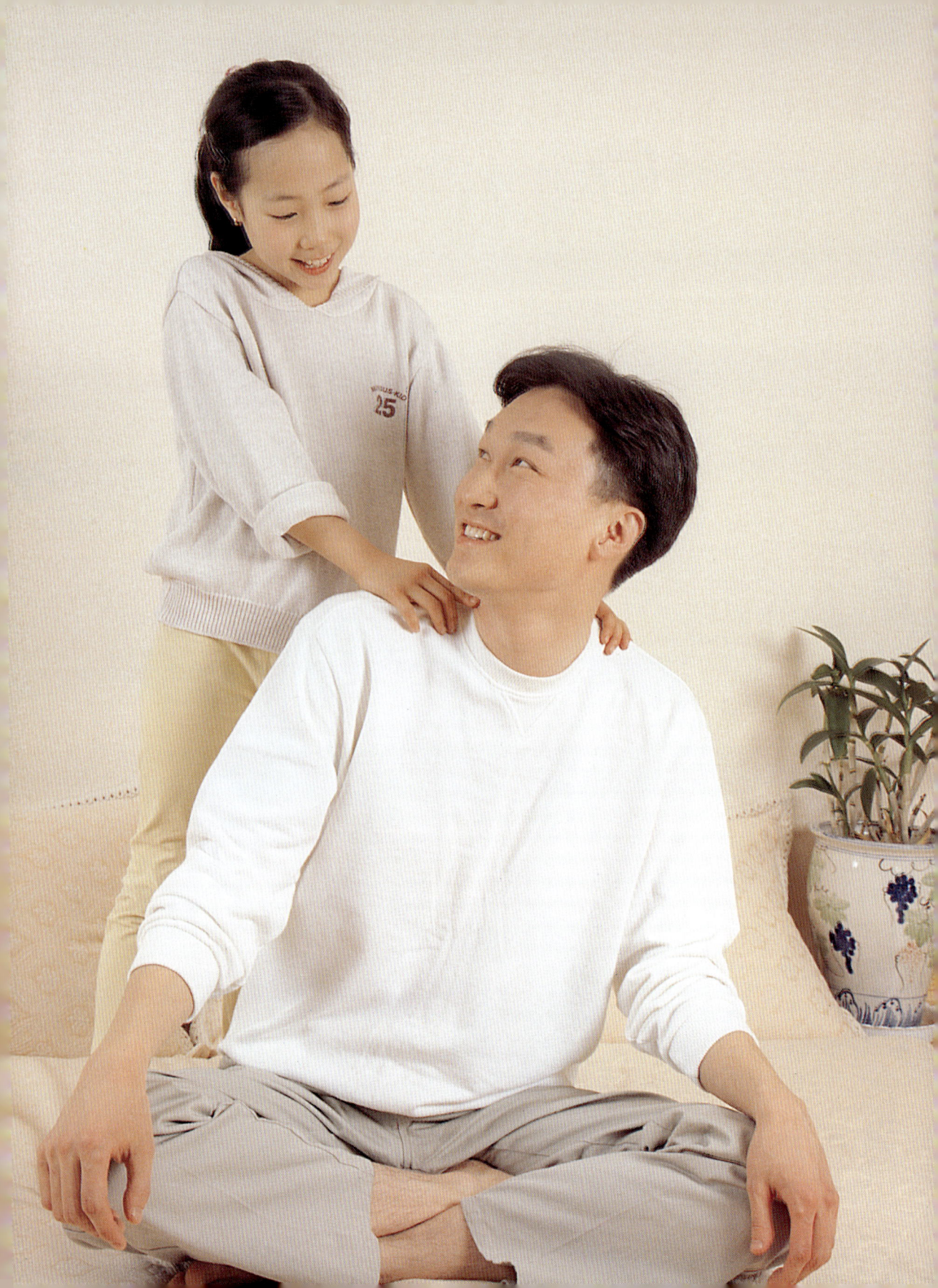

제 2 장
활공을 위한 준비

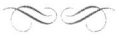

1. 효과 만점을 위한 준비

2. 이런 순서로 한다

1. 효과 만점을 위한 준비

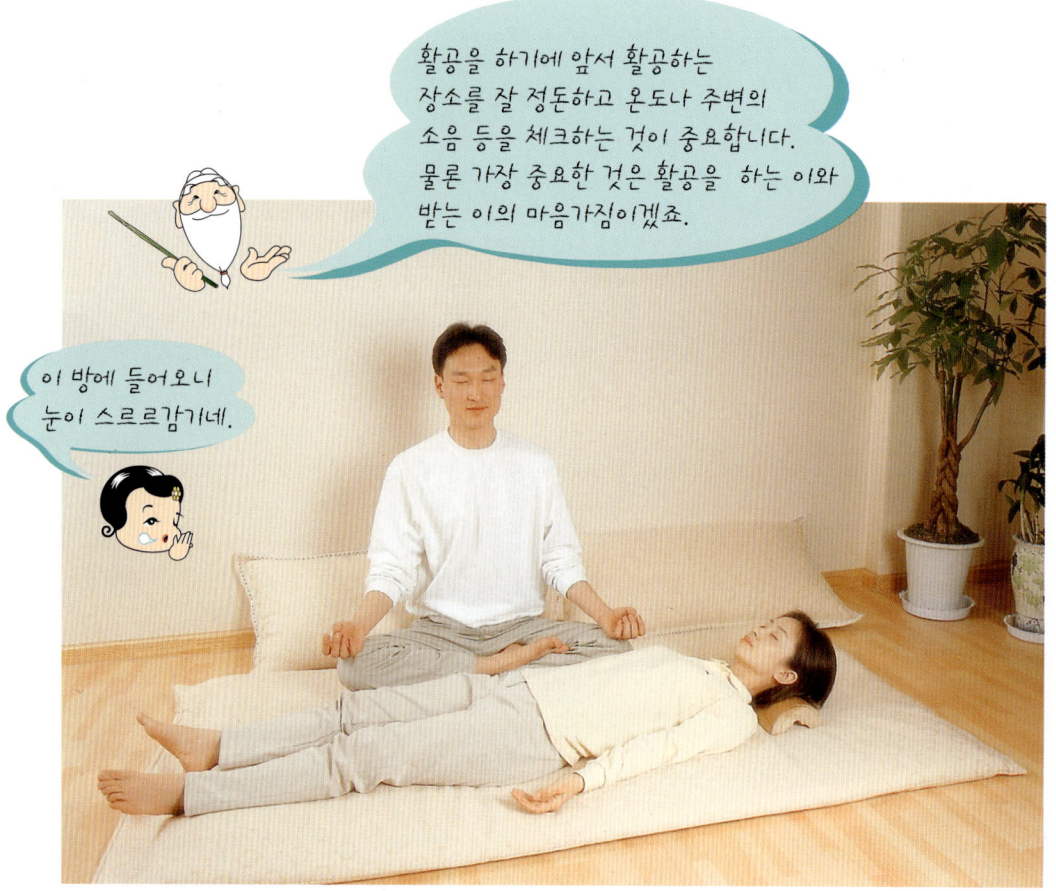

1) 활공하기에 좋은 장소

밝은 분위기의 시트와 커버

지저분하면 곤란! 귀신이 나올 듯한 음침한 분위기도 곤란! 받는 이와 하는 이의 마음이 밝아질 수 있도록 밝은 분위기의 차분한 시트나 커버를 깔아 두는 것이 좋다.

전신이 이완될 수 있는 실내 온도

실내 온도는 20 ~ 25도 정도로 맞춘다. 온몸이 노곤노곤 해지고 근육과 경락이 잘 이완될 수 있는 온도이다.

부드럽고 은은한 조명

너무 어둡지 않은 은은한 밝기로 받는 이를 편안하게 한다.

활공에 들어가기 전에 매트와 경침(오동나무로 만든 베개) 외에도 오일, 음악, 향(혹은 아로마 요법에 쓰이는 향신료), 은은한 조명… 이런 것들을 준비하면 금상첨화지요.

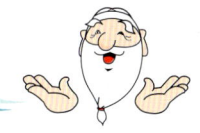

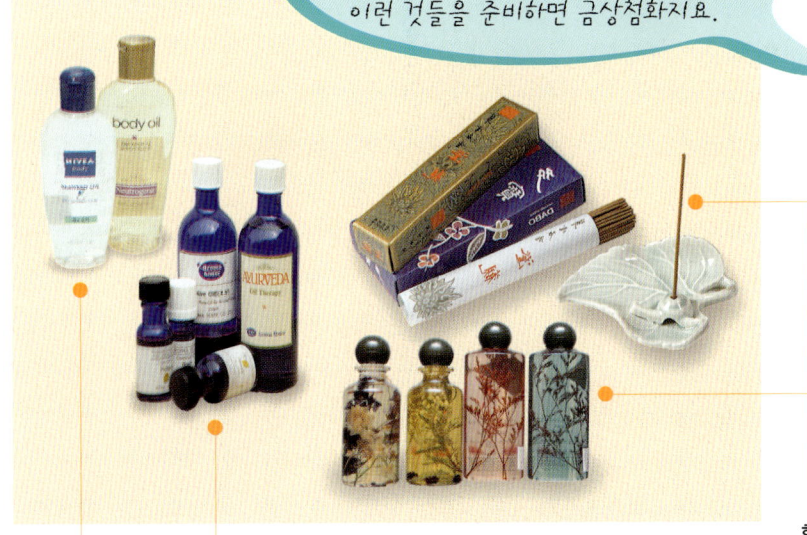

오일
부드러운 활공을 할 수 있도록 오일을 준비하면 좋다. 시중에서 쉽게 구할 수 있는 바디오일도 좋고 향기요법에 쓰는 아로마오일을 함께 사용하면 더 좋다.

향
향을 피우면 정신을 맑게 하고 기분 전환이 된다. 향기요법에 쓰는 아로마 향신료를 병의 증세에 맞게 활용해도 효과적이다.

2) 활공 하는 이가 유의할 점

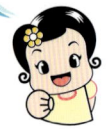

"자 그럼 시작해 볼까? 으샤, 으샤!"

- 활공은 사랑을 주는 일이다. 하는 이의 손을 통해 기운이 그대로 전달되므로 받는 이를 사랑하는 마음으로 정성을 다해야 한다. 만약 하는 이가 화난 상태이거나 마음이 혼란한 상태 또는 컨디션이 엉망일 때는 하지 않는 것이 좋다.
- 받는 이의 나이, 성격, 발병 원인 등을 체크해 둔다. 수술 경력이나 특수한 질환이 있을 경우 특별한 주의를 기울인다.
- 활공 하기 전 약손 만들기 운동(50쪽 참조)으로 활공 준비를 하는 것도 효과 만점!

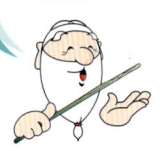

"활공은 힘자랑 하는 게 아닙니다. 우선 정신을 집중하고 통일하는 것이 중요하지요."

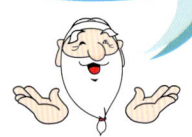

"가장 중요한 것은 사랑하는 마음이죠. 그런 마음이 빠져 있다면 받는 이도 개운치 않다고 느낄거에요."

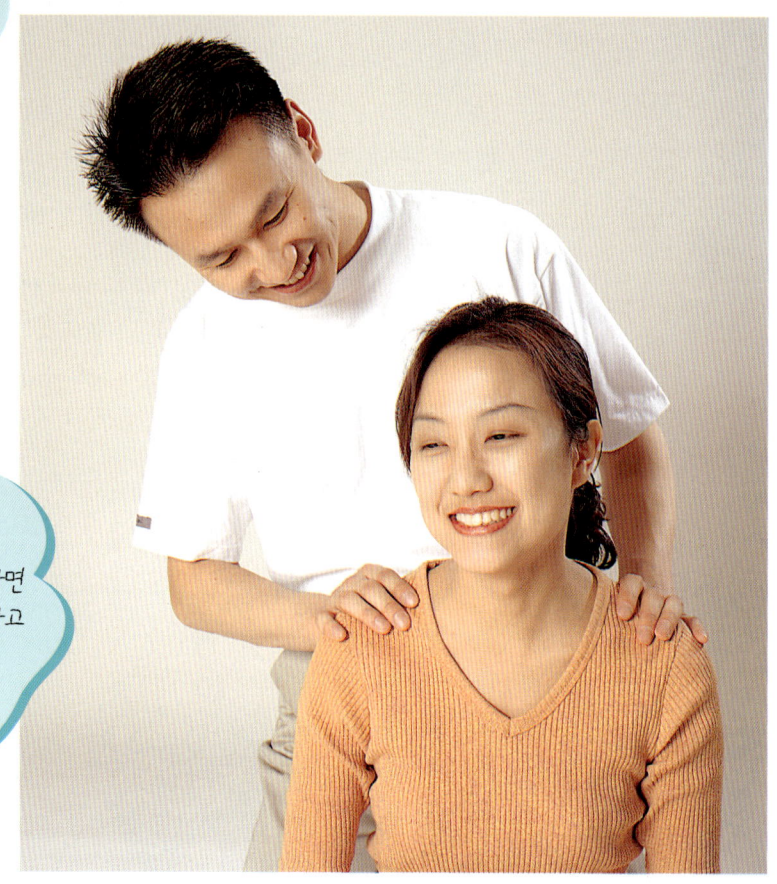

- 손을 깨끗이 씻고 손톱을 깎아 손끝으로 누를 때 아프지 않도록 한다.
- 신체 구조는 대칭적이다. 머리가 아플 때 발을 눌러 주면 머리의 뭉친 기운이 발로 내려와 편안해질 수 있다. 몸의 앞 부분에 이상이 있을 때, 예를 들어 배가 아프거나 변비나 설사 증세가 있을 때는 등 뒤부터 다스린다. 허리가 아프면 배나 가슴 부위부터 활공하기 시작한다.
- 활공을 할 때는 처음에는 넓게 해나가다가, 점차 부분적으로 한다.
- 활공을 할 때는 잡담을 하지 않고 조용하고 편안한 상태에서 하는 것이 좋지만 때에 따라서 받는 이에게 도움이 된다면 대화도 가능하다. 자연스러운 이완을 위해 때로는 말을 걸기도 한다.

3) 활공 받는 이가 유의할 점

- 활공 전 화장실을 다녀온다.
- 활공하는 이가 만지기 쉽도록 두꺼운 옷보다는 편안하고 얇은 옷을 걸친다.
- 전신에 힘을 빼고 즐거운 상상을 하는 것이 좋다. 잠이 오면 그냥 잠든다는 생각으로….
- 술을 마셨을 때는 활공을 받지 않는다. 차라리 그냥 잠을 청한다.
- 식사 후에 막바로 받지 않는다. 적어도 식후 30~40분은 지났을 때 받는 것이 좋다.
- 활공을 받고 나서 10분 정도 편안히 누워 있는 것이 좋지만 너무 오래 쉬면 오히려 몸이 처지는 수가 있다.

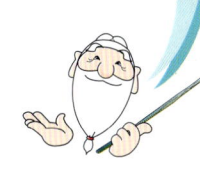

온몸에 힘을 빼세요. 활공 받는 이는 잠자는 듯한 자세가 되어야 합니다. 일명 허공자세…. 힘을 빼고 축 늘어질 만큼 이완하라는 뜻이지요.

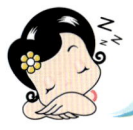

쌔근, 쌔근 ……

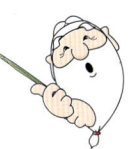

시작도 안했는데 잠들다니!

4) 주의할 점

- 하는 이가 누를 때 받는 이는 입으로 숨을 내쉰다. 하는 이가 손을 뗄 때 받는 이는 코로 숨을 들이마신다.
- 법정 전염병 환자나 외과 수술환자에게는 활공을 하지 않는다.
- 뇌출혈 환자나 혼수상태의 환자, 그 밖에 치료를 요하는 중병환자는 제외한다.
- 생식기는 활공을 하지 않는다.
- 성별이 다를 때는 받는 이가 부끄러워하지 않도록 활공 부위에 미리 신경을 쓴다.
- 활공 하는 부위를 강하게 누르거나 밟기 전에, 반드시 먼저 부드럽게 어루만져 준다. 즉, 그림 그릴 때 밑그림을 그리듯 밑활공을 먼저 해 준다.

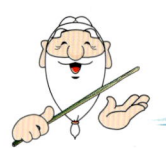

밑활공이란? 화장을 할 때를 생각하면 이해하기 쉽지요.

아하! 화장하기 전에 밑화장이란 걸 하지요?

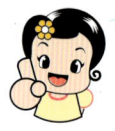

여성들이 화장할 때는 우선 얼굴을 깨끗이 씻고, 스킨 → 에센스 → 파운데이션 베이스 → 파운데이션 이런 순서로 얼굴에 바르고 마무리할 때는 파우더로 토닥토닥 두드린다. 그러고 나서 본격적인 화장으로 립스틱, 마스카라, 같은 걸로 정성껏 단장한다. 이렇게 밑화장을 하는 것은 피부에 무리를 주지 않기 위해서죠! 밑활공도 같은 원리이죠.

5) 밑활공 하기

① 호흡을 고른 뒤 1분 정도 눈을 감고 앞으로 받는 이에게 할 활공을 머리 속으로 생각한다. 받는 이의 몸에 맑은 기 에너지가 들어가는 모습을 상상한다.
② 손바닥을 받는 이의 몸에 대고 잠시 동안 서로의 호흡을 일치시킨다.
③ 한동안 손을 얹은 채로 두고 부드럽게 시계방향으로 원을 그리면서 돌린다. 손이 따뜻해져옴을 느낀다.

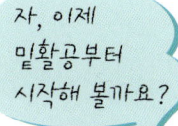

자, 이제 밑활공부터 시작해 볼까요?

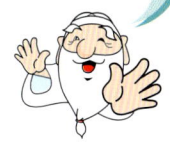

약한 불로 프라이팬에 버터를 놓고 녹인다고 생각하자. 처음부터 너무 강한 힘을 주어 누르면 받는 이가 몸에 힘을 주게 되어 근육이 뻣뻣해진다. 처음에는 가볍게 손을 얹고 문지르는 것부터 시작한다. 받는 이와 하는 이는 서로 기를 나누고 교감한다는 마음을 가진다.

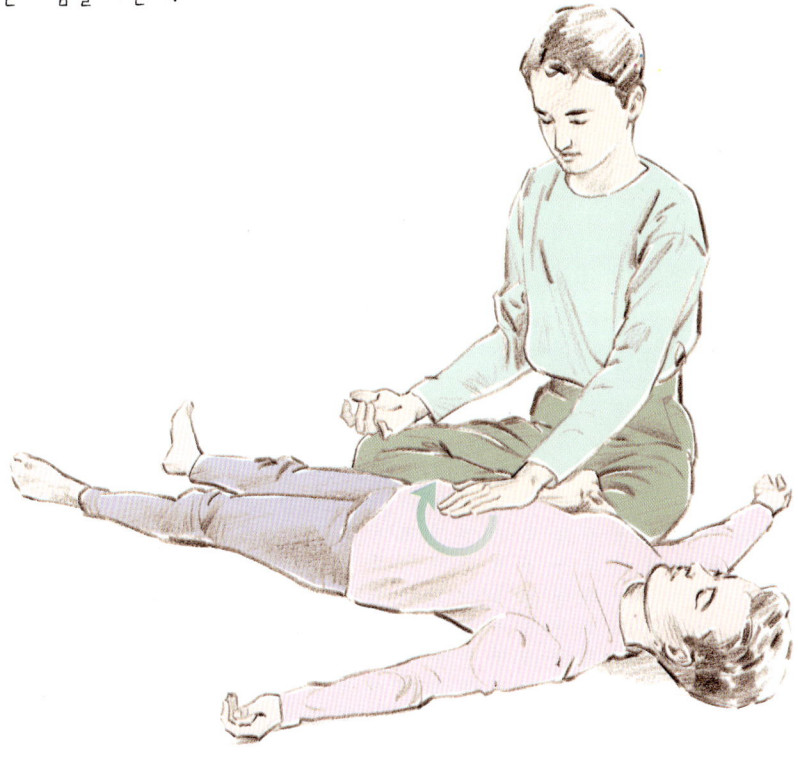

2. 이런 순서로 한다

> 활공을 따라하기 위한 준비와 밑활공까지 마치면 다음과 같은 순서로 활공을 해나갑니다.

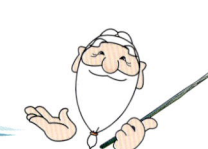

1) 몸의 뒷부분

 몸의 뒷부분부터 시작한다. 받는 이의 몸에 처음으로 손을 대는 것이므로 신뢰감을 주는 것이 중요하다. 처음부터 너무 세게 하면 받는 이는 무의식 중에 몸을 움츠리게 된다. 이때는 처음 신발을 신듯, 처음 입는 옷을 입어보듯 받는 이의 몸에 맞춰 하는 이가 익숙해질 필요가 있다. 몸의 중심을 잘 잡아 안정감 있게 활공하는 것이 중요하다. 어깨에서부터 차근차근, 서서히 풀어 등과 척추, 허리, 엉덩이까지 풀어 주고 기운을 준다.

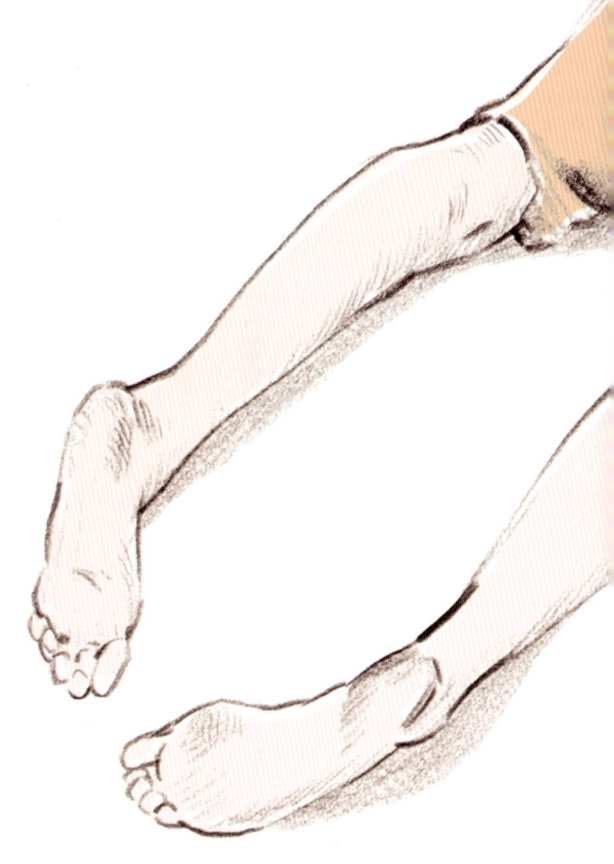

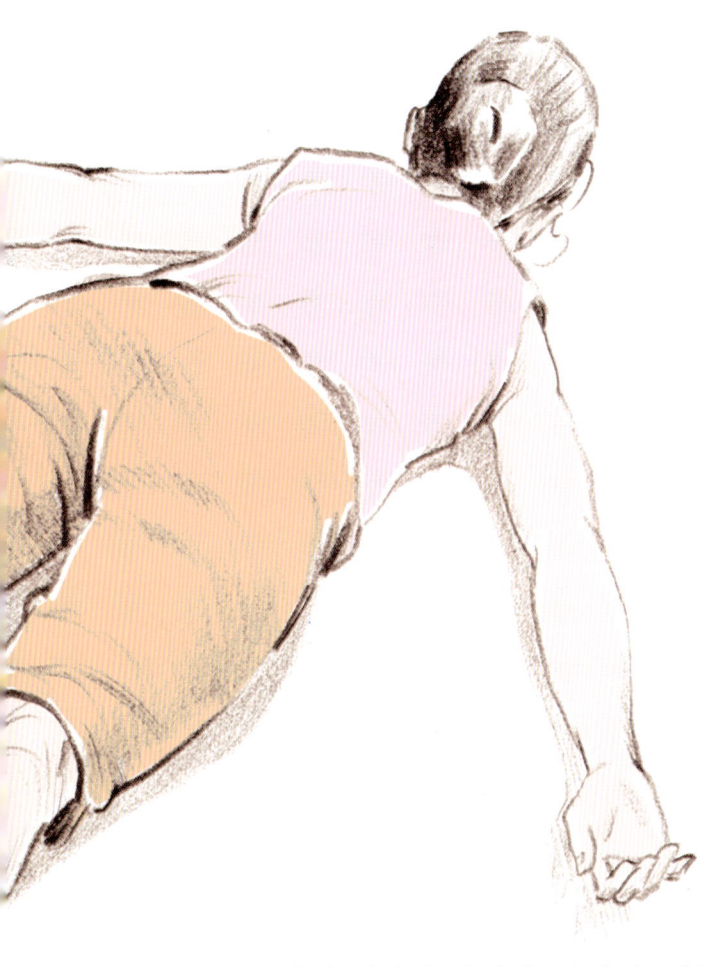

3) 어깨, 목, 머리

 이 부분은 특히 정신적인 노동에 종사하는 사람들이 아픔을 호소하는 경우가 많다. 특히 목을 들거나 받치고 얼굴을 활공할 때는 하는 이가 안정감 있는 자세를 가져야 받는 이가 마음을 놓고 긴장을 풀 수 있다. 또한 하는 이가 받는 이의 머리나 얼굴을 돌리거나 움직일 때는 너무 갑자기 돌리지 말고 받는 이가 자연스럽게 스스로 돌릴 수 있도록 유도해 주는 것이 좋다. 그러면 하는 이와 받는 이는 일체감을 느낄 수 있다.

2) 다리 뒷부분(허벅지, 종아리, 발목, 발바닥)

 몸의 뒷부분을 잘 풀어 주었다면 받는 이는 하는 이를 믿고 거의 힘을 빼고 있을 것이다. 이때부터 힘을 서서히 증가시킨다. 건장한 체격의 남자가 외소한 여자의 발을 밟아 주더라도 정확한 부위를 찾아 힘을 잘 안배해 가면서 밟아 주면 아픔보다는 시원한 쾌감이 느껴진다. 아킬레스건이나 종아리를 밟아 줄 때는 힘을 빼서 밟고 근육이 뭉쳐 있는 허벅지는 적당한 힘을 주어야 잘 풀린다.

4) 얼굴

얼굴은 다른 사람의 손이 닿을 때 민감한 부위이므로 첫 접촉을 할 때 "이제 얼굴을 만지겠습니다. 편안히 계시면 됩니다"라고 말을 해 주는 것이 좋다.

여성의 경우는 피부에 습기가 없는 건성이거나 민감한 피부일 경우가 많은데, 이런 경우 지나친 힘으로 문지르면 받는 이가 불쾌해질 수도 있다. 이때는 올리브 기름이나 크림을 바르되 혹시 부작용은 없는지 먼저 물어보도록 한다. 받는 이가 화장을 했을 경우에는 활공하기 전에 세수를 하고 오라고 권하고 만약 그럴 상황이 아니라면 가볍게 두드리는 정도로 끝낸다.

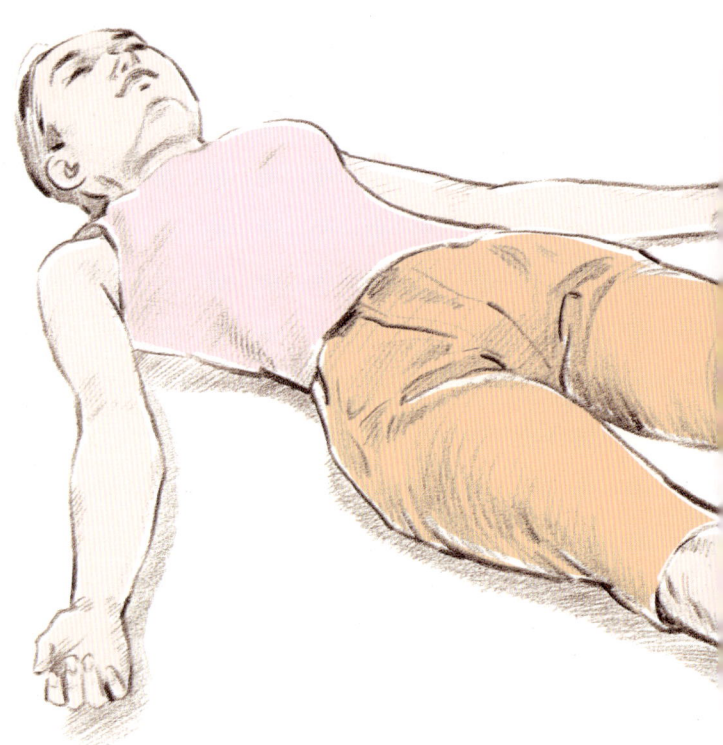

5) 팔과 손(팔, 손바닥)

여기까지 하고 나서 힘이 든다면 받는 이를 잠시 눈을 감고 쉬게 하고, 하는 이도 가벼운 스트레칭을 해 주는 것이 좋다.

이 부분은 의외로 중요하며 이곳을 잘 활공하면 피로를 효과적으로 풀 수 있다. 머리에서 손으로 옮길 때는 자연스러운 흐름이 약간 끊길 수도 있다. 그럴 때는 이곳을 활공하면 어떤 효과가 있는지 자세히 알려 주면 받는 이는 하는 이를 더욱 신뢰할 것이다.

6) 가슴과 배

하는 이와 받는 이의 성性이 다르다면 가슴 부위를 활공할 때 조심하여 불필요한 오해를 사지 않도록 한다. 이 부분을 활공할 때는 하는 이와 받는 이의 호흡 조절이 특히 중요하다.

가슴을 활공할 때는 받는 이에게 느낌을 물어보는 것이 중요하다. "가슴에 뜨겁거나 차갑거나 뭉클하거나 간지러운 느낌이 있을 수도 있습니다"라고 말해 준다. 만약 받는 이가 아무 느낌이 없더라도 그것은 어디까지나 개인차가 있기 때문이니 개의치 않고 계속한다. 단전 부위를 활공할 때는 지극히 정성스럽게 한다.

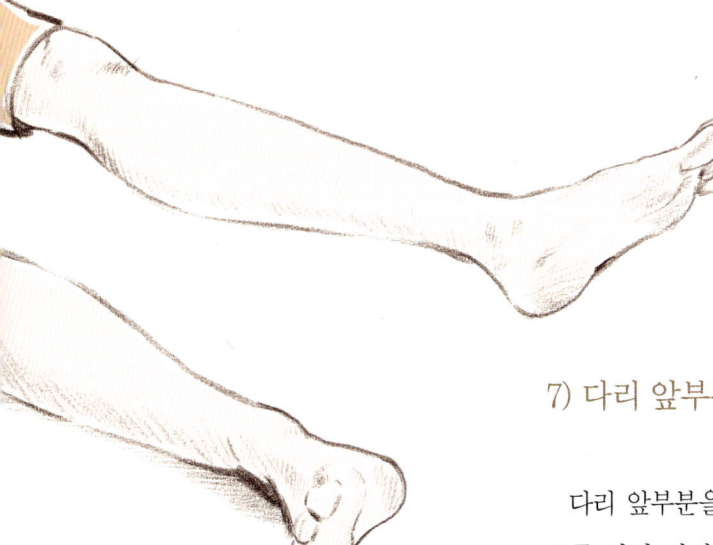

7) 다리 앞부분

다리 앞부분을 활공할 때는 받는 이가 신경이 쓰이지 않도록 다리 사이로 들어가서 활공을 한다든가 하는 자세는 되도록 삼가고 세심한 주의를 기울인다. 따라서 자세 이동을 할 때 자연스럽고 조심스럽게 할 필요가 있다. 처음에는 익숙하지 않으나 활공을 할수록 숙달됨을 느낄 것이다.

노인이나 어린이의 경우에는 아주 약한 힘에도 아픔을 느낄 수 있다. 노인의 무릎관절을 활공할 때는 관절염이나 골다공증이 있는지 미리 물어보도록 한다.

8) 몸의 옆부분

몸의 옆부분은 받는 이가 불편함을 느끼지 않도록 세심한 배려를 한다. 특히 손의 위치가 어정쩡한 경우가 많은데, 두 손으로 자연스럽게 위치를 잡아 주면 받는 이가 매우 편안함을 느낄 수 있다.

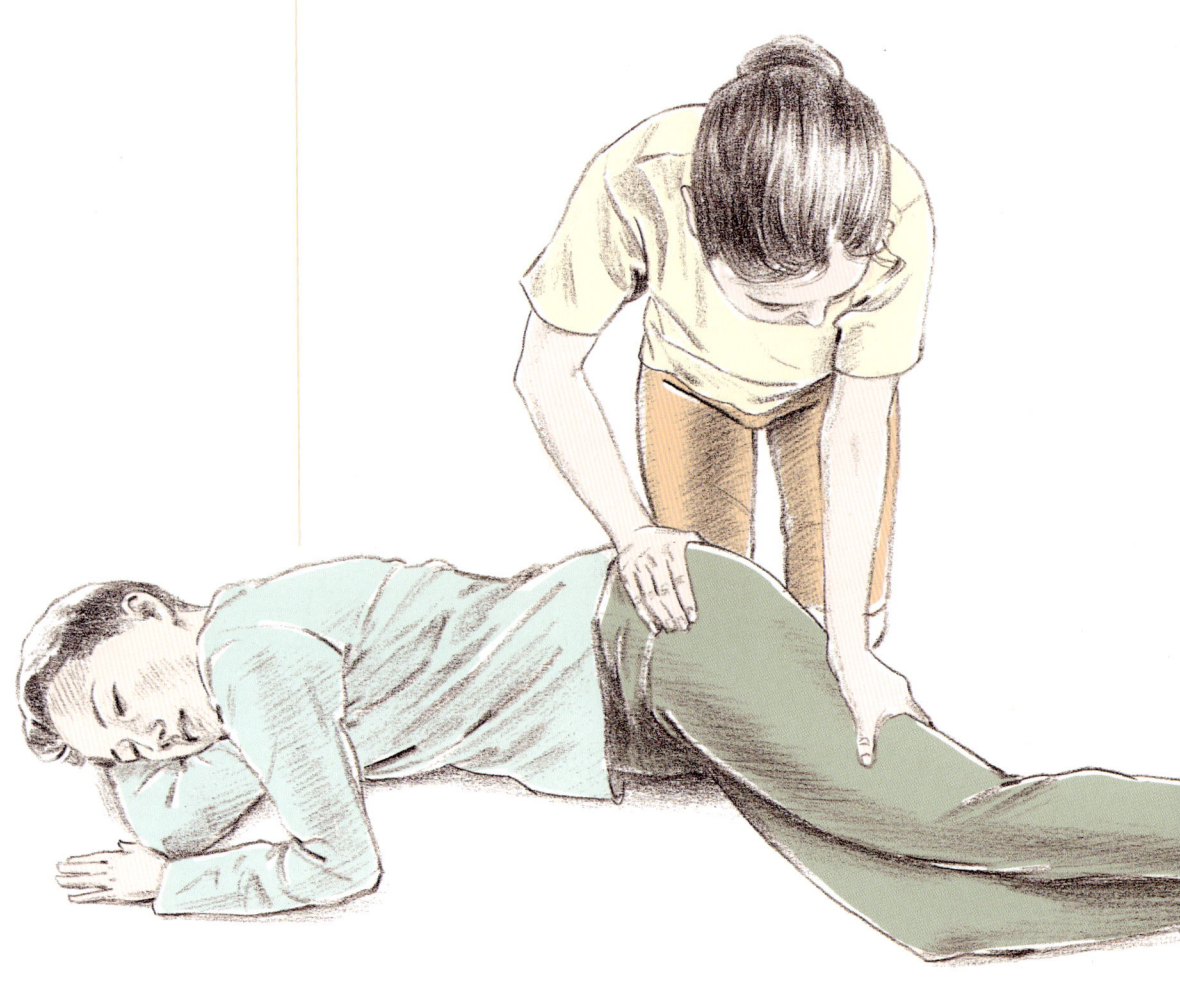

9) 앉은 자세

앉은 자세는 받는 이를 엎드리게 하기 전에 맨 먼저 하는 것이 좋다. 목과 어깨 부위를 잘 풀어 주고 나서 몸의 뒷부분을 활공하는 것이 자연스럽다.

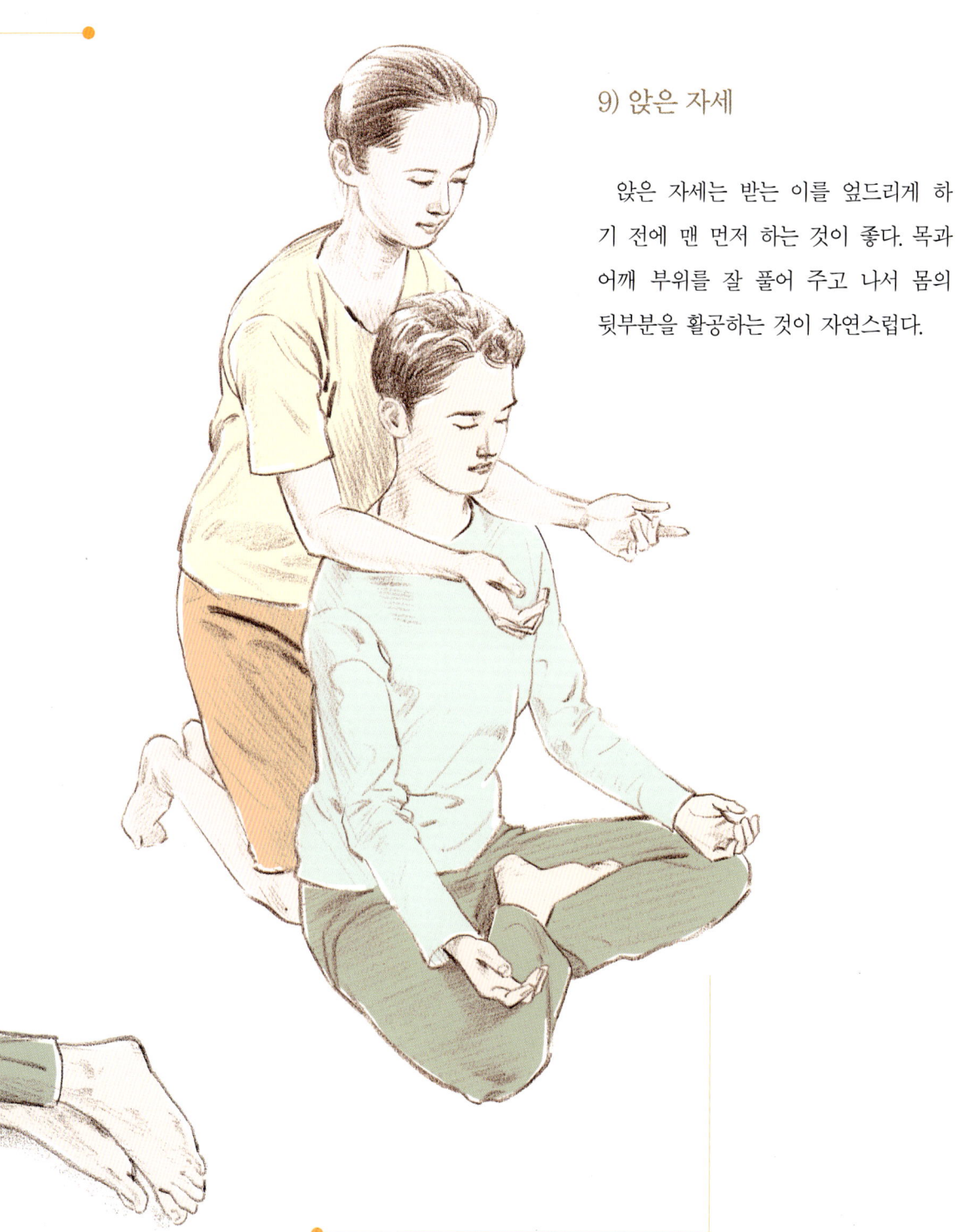

이런 순서로 한다 37

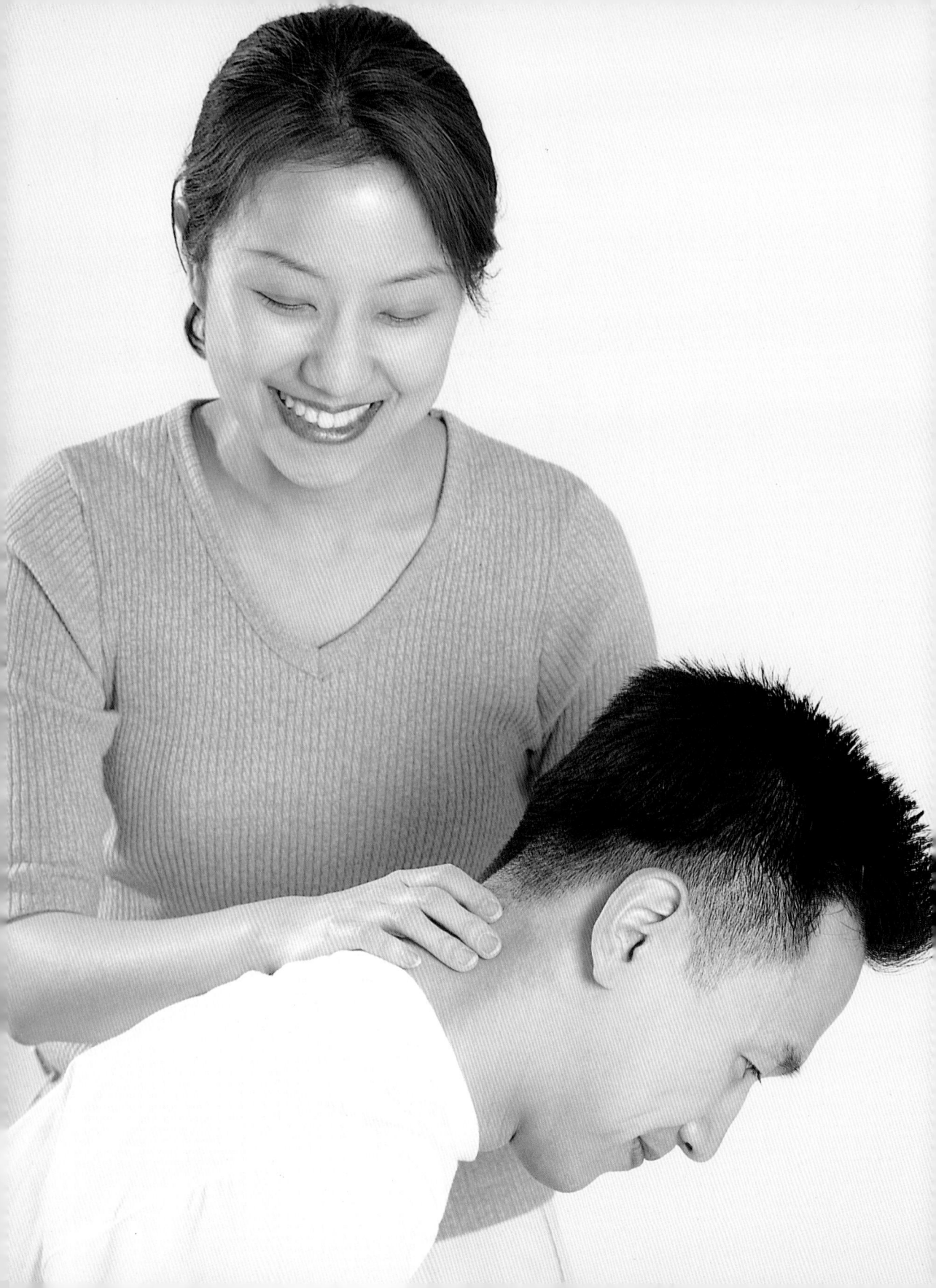

제 3 장

약손 만들기

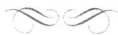

1. 기 에너지와 약손

2. 약손을 위한 준비운동

3. 약손 만드는 손 운동

1. 기 에너지와 약손

모든 생명체에는 기氣 에너지가 깃들어 있다. 기는 분명히 존재하지만 눈에는 보이지 않는다. 모든 사물을 분석적이고 합리적으로 잘 풀어 내는 서양사람들은 이미 수십 년 전부터 과학적인 방법을 동원해 기 에너지를 체계적으로 밝혀 내려는 연구를 해왔다.

대표적인 것으로는 러시아의 전기 기술자인 키를리안이 1939년에 발명한 키를리안 사진기를 들 수 있다. 키를리안 사진기는 눈에 보이지 않는 기를 찍을 수 있게 만든 사진기이다. 키를리안 사진기로 나뭇잎이나 꽃을 찍으면 눈에 보이지 않는 빛이 보인다. 재미있는 것은, 나무에서 금방 따낸 생생한 이파리는 뚜렷한 빛을 발하지만, 몇 시간 뒤에 같은 이파리를 찍어보면 빛이 약하게 나올 뿐 아니라 이파리가 죽어버리면 아예 아무런 빛도 나오지 않는다는 것이다.

또한 1970년 미국의 모스 교수는 키를리안 사진기로 기치료를 받는 환자의 에너지가 커지는 것을 찍기도 했다. 그 밖에도 미국 컬럼비아 대학과 하버드 대학을 포함한 세계의 유명한 대학과 병원에서 기를 이용한 치료와 연구를 발전시켜 나가고 있다. 최근 홍콩에서 열린 제 9차 아시아 소아과 학회에서는 아기의 몸을 만져 주면 소화가 잘 되고 피가 잘 돌며 호흡기의 기능이 좋아진다고 밝히기도 했다.

이러한 서양의 과학적 연구에 비해 동양은 실생활에서 기 에너지를 활용하는 것이 생활화 되어 있었으며 명상수행이나 호흡수련 등을 통해 직관적이면서도 체험적으로 기에 접근하는 경우가 많았다.

비근한 예로 아이들이 늦은 밤 보채며 배가 아프다고 할 때 우리 어머니들은 "내 손은 약손"이라고 읊조리며 아이의 몸을 만지고 쓸어 준다. 그러면 신기하게도 아이는 울음을 멈추고 새근새근 잠이 든다. 한국인이라면 누구나 경험했을 법한 이러한 민간요법도 기 에너지를 생활 속에서 활용한 경우이다.

 이처럼 약손이라는 것은 원래 어머니가 아이의 몸을 쓸어 주듯 사랑의 에너지를 손으로 전하는 것이다. 활공을 할 때 하는 이의 마음 상태는 받는 이에게 그대로 반영된다. 받는 이를 위하고 감싸 주는 마음이 전해질 때 '약손'의 진정한 의미가 있다. 특이한 기술을 보여 주는 기공사들이나 도사들만 기를 활용할 수 있는 것이 아니다. 진심으로 사랑이 가득하고 하는 이와 받는 이가 충분히 서로 마음을 열고 조화를 이룰 수 있으면 사랑의 기는 자연스럽게 전해지게 마련이다. 따라서 받는 이를 위하는 사랑의 마음이 빠진 활공은 진정한 '약손'이라 할 수 없고 활공의 원래 취지와도 다른 것이다.

 또한 약손의 원리는 믿음이다. 약손은 특정한 기술을 필요로 하지 않는다. 손으로 아이의 배를 쓸고 만져 주면 병이 낫는다는 강력한 믿음이 기가 나오는 약손이 되게 한다. 그러한 확신이 없이 기계적으로 만지는 것만으로는 근본적인 치유효과를 기대할 수 없다.

왼쪽은 건강한 사람의 손에서 나오는 기 에너지를 키를리안 카메라로 촬영한 것이고 오른쪽은 몸에 이상이 있거나 피곤한 사람의 손을 촬영한 것이다.

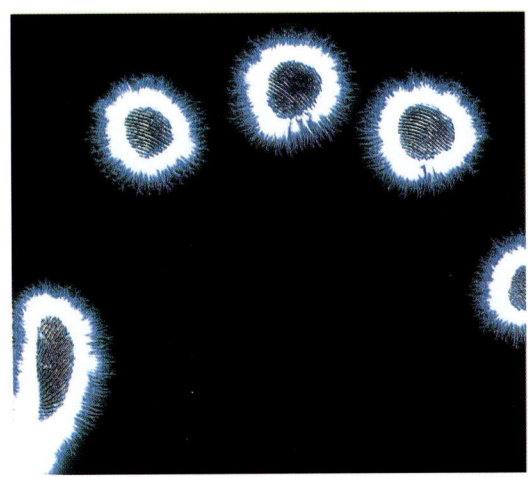 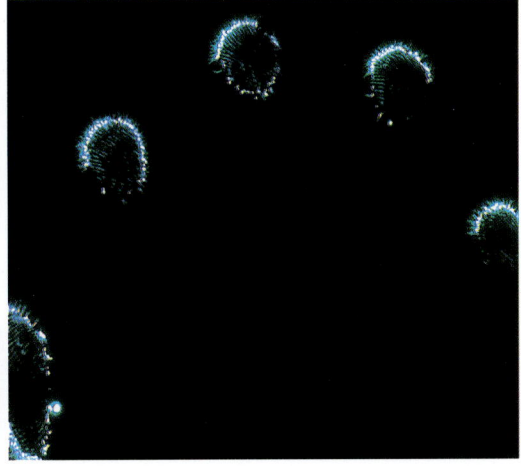

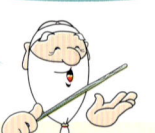
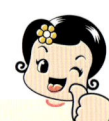

단학에서는 이러한 약손의 원리를 '심기혈정心氣血精'이라 하지요. 정성과 사랑으로 상대방을 만져 주면 우선 마음이 안정되고 마음이 안정되면 우리 몸의 기혈도 안정이 된다는 이야기입니다.

맞아요. 나는 엄마가 안아 주기만 해도 기분이 좋아지고 하루의 피로가 싹 풀려요.

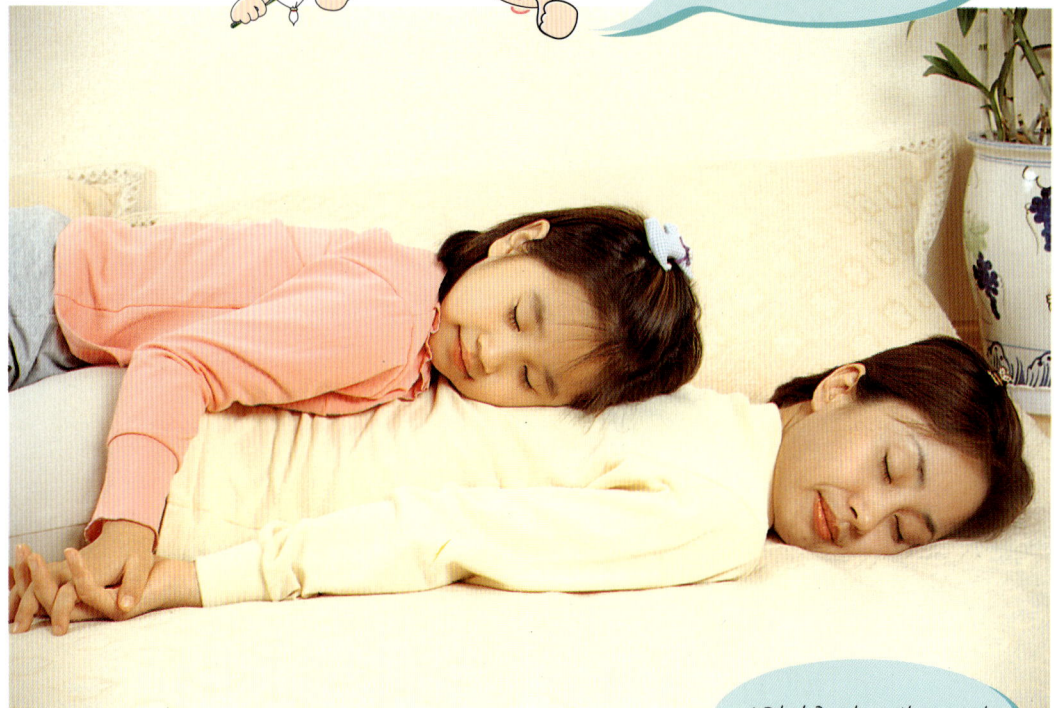

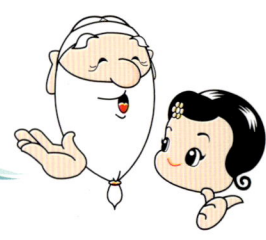

실제로 사랑하는 마음으로 안아주는 게 최고의 활공이지요.

스킨십을 많이 받고 자란 아기들이 병에 대한 면역성이 훨씬 강하대요.

2. 약손을 위한 준비운동

  감기 걸린 의사가 감기 환자를 진료하는 것이 우습듯이 활공하는 이의 몸이 뻣뻣한 상태에서 활공을 하는 것은 바람직하지 않다. 활공하는 이부터 몸을 충분히 이완하는 것이 좋다. 사람의 몸을 다루는 행위이기 때문에 활공에 앞서 이러한 정성과 마음가짐은 당연한 일이다. 이완을 할 때 받는 이와 함께 하면 더욱 좋다.

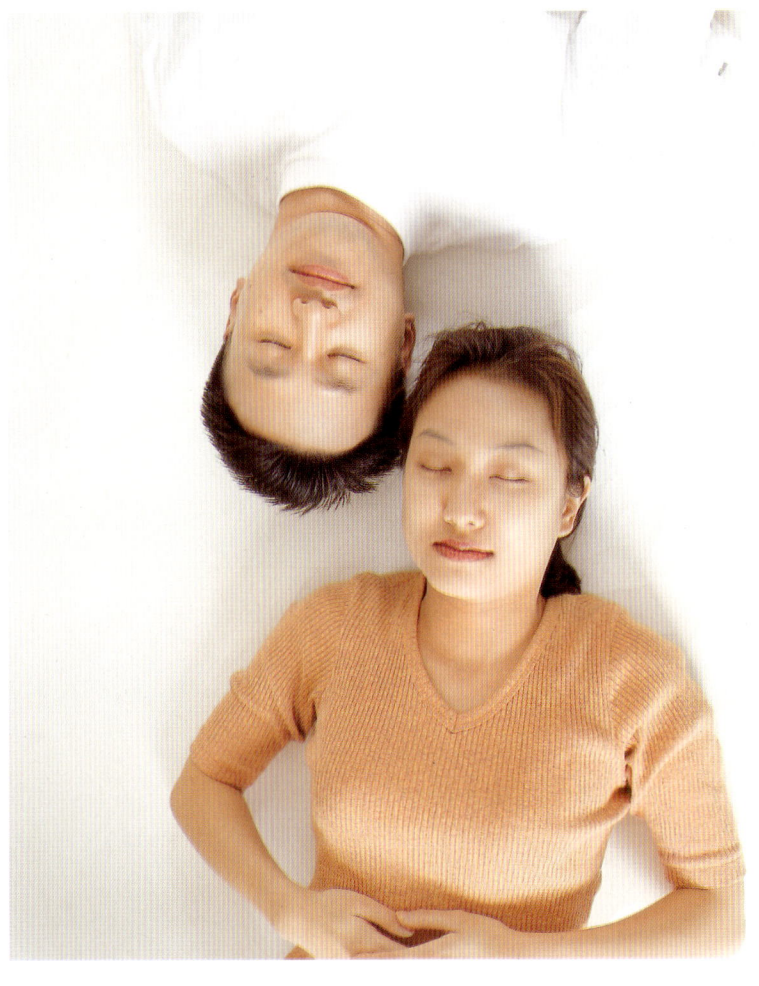

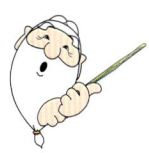

시작이 반! 받는 이와 하는 이가 이완만 잘 해 줘도 활공을 반은 한 것과 같지요.

❷ 배 풀기(원 그리기)

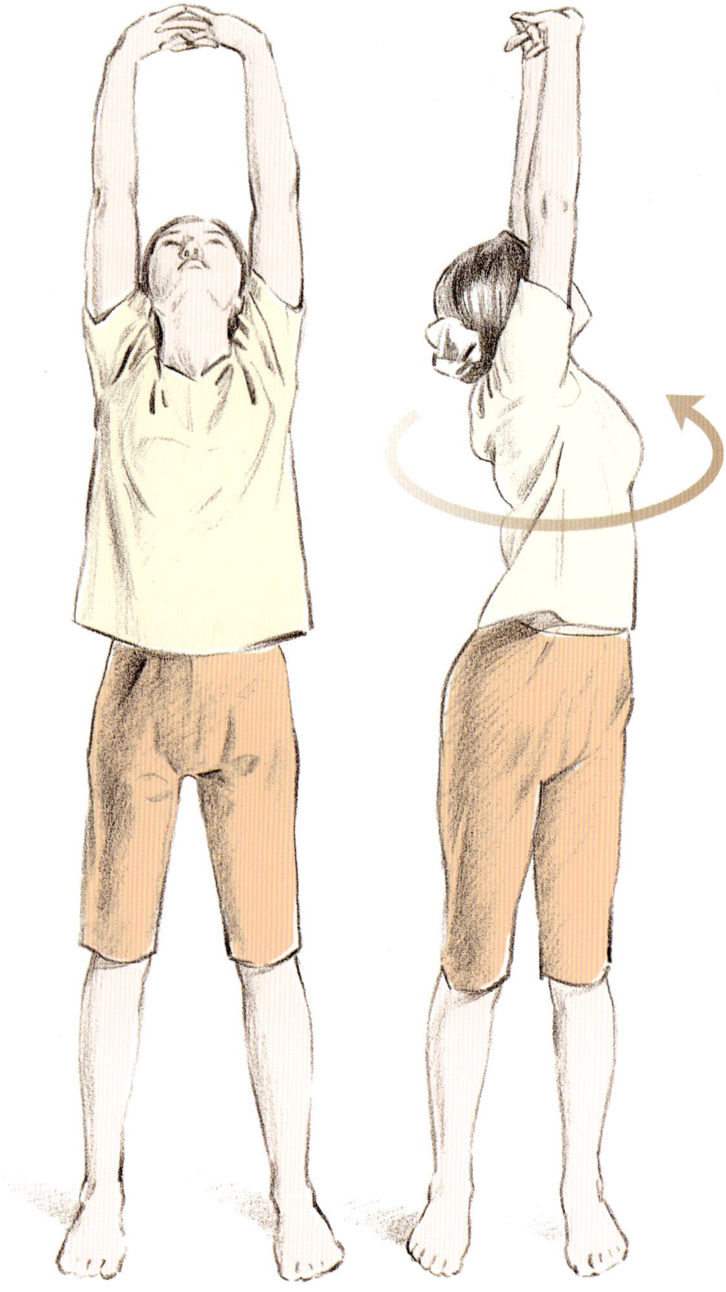

❶ 온몸 편안히 하기

1 편안히 앉은 자세나 바로 선 자세에서 숨을 들이 마시면서 어깨를 자라목처럼 최대한 움츠리며 팔은 가슴 안으로 모아 준다. 이 때 고개도 함께 숙인다.

2 약 10초 동안 동작을 유지하다가 팔을 내리고 고개를 들면서 숨을 내쉰다. 이 동작을 몇 번 반복한다.

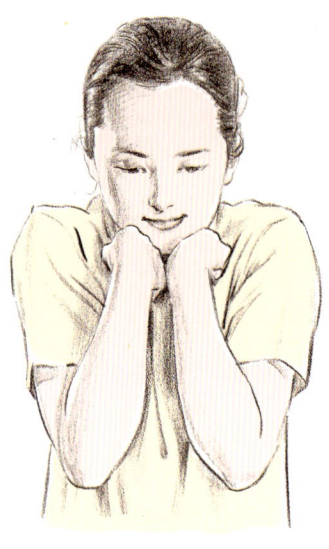

1 발을 어깨 넓이로 벌리고 선 자세에서 손을 깍지 낀다.

2 숨을 들이마시고 깍지 낀 양 손을 위로 들어올려 호흡을 멈춘다.

3 몸을 서서히 왼쪽으로 돌려 허리를 깊이 숙이며 원을 그려 준다.

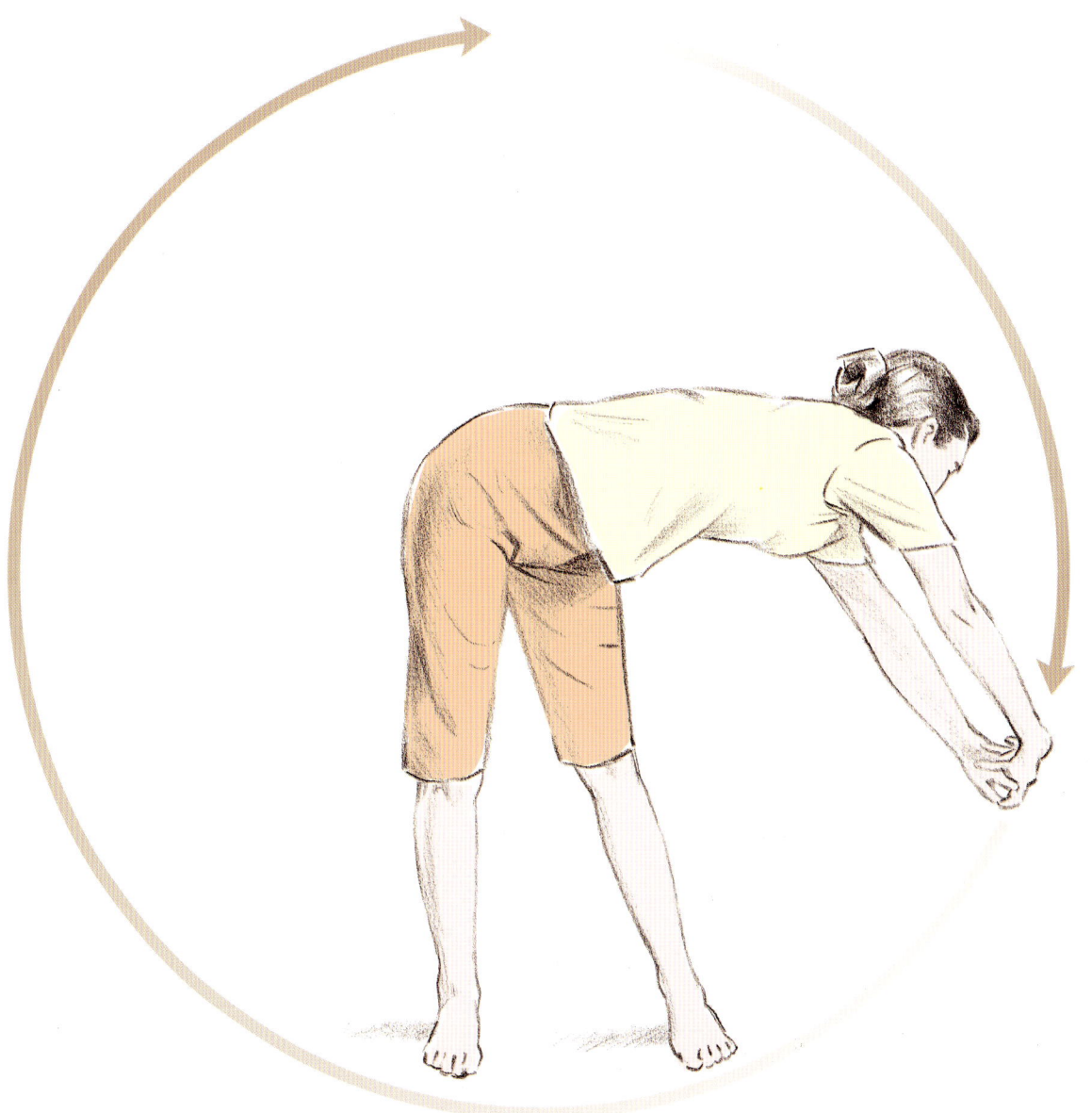

❸ 목 운동

1 편안히 앉은 자세나 바로 선 자세에서 목을 전후 좌우로 돌려 풀어 준다.

2 앞 뒤 좌우 양 어깨에 귀가 닿도록 고개를 숙이거나 젖혀 준다.

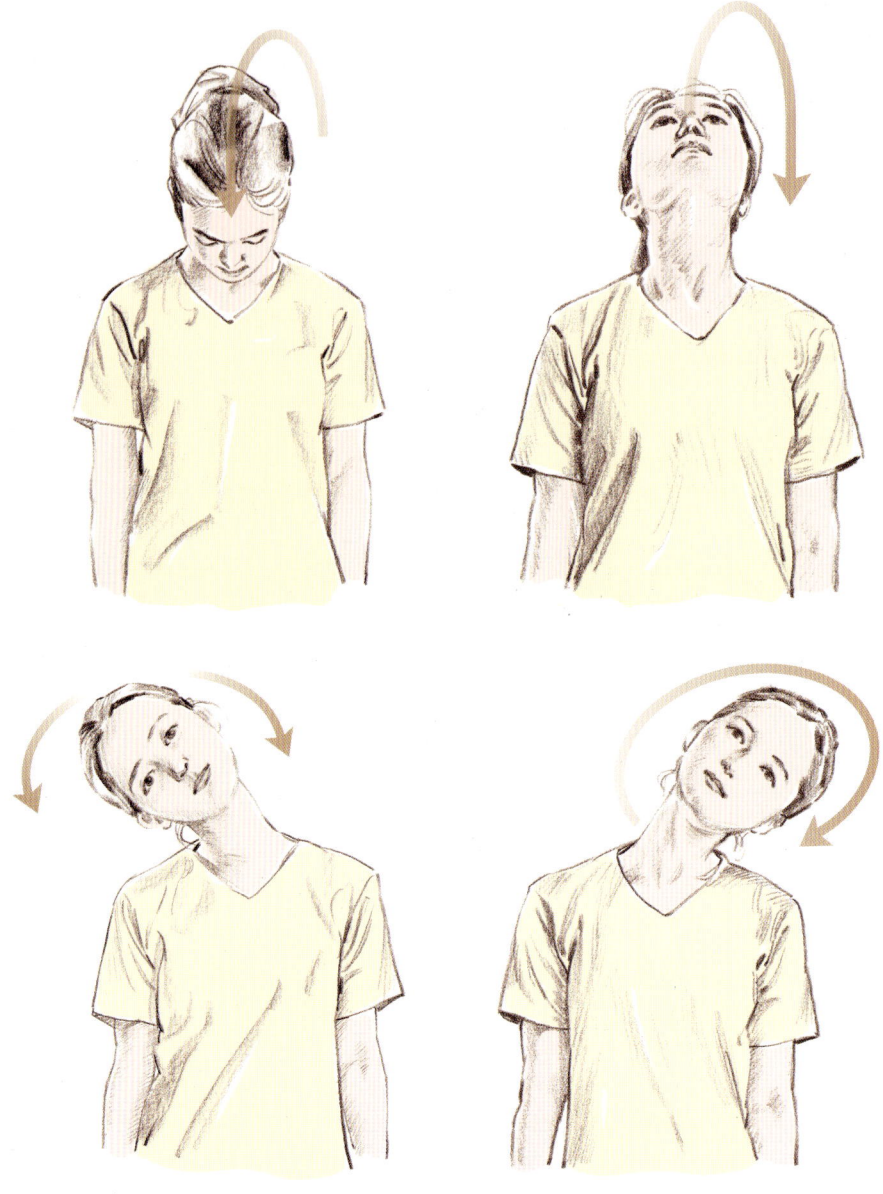

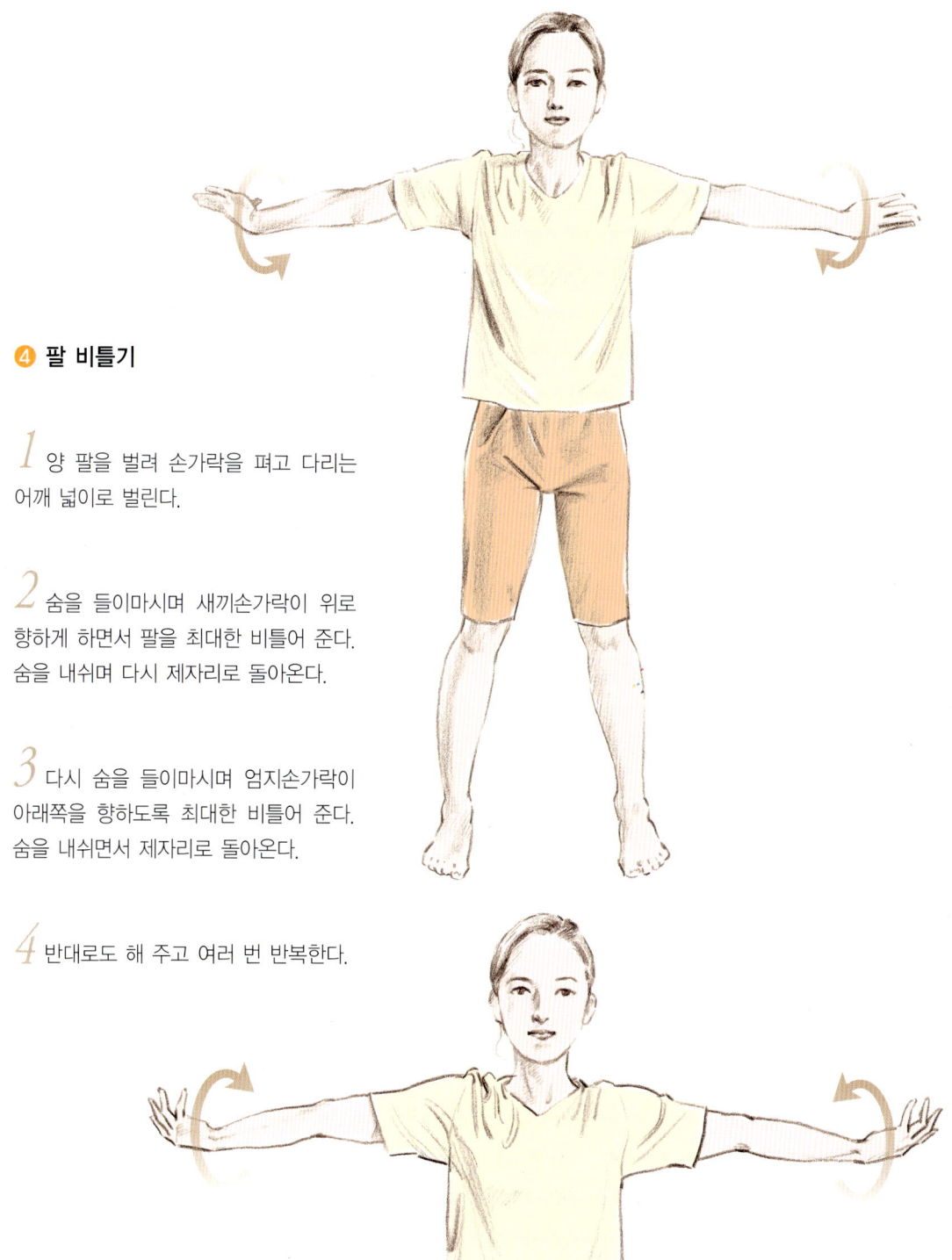

④ 팔 비틀기

1 양 팔을 벌려 손가락을 펴고 다리는 어깨 넓이로 벌린다.

2 숨을 들이마시며 새끼손가락이 위로 향하게 하면서 팔을 최대한 비틀어 준다. 숨을 내쉬며 다시 제자리로 돌아온다.

3 다시 숨을 들이마시며 엄지손가락이 아래쪽을 향하도록 최대한 비틀어 준다. 숨을 내쉬면서 제자리로 돌아온다.

4 반대로도 해 주고 여러 번 반복한다.

⑤ 스트레칭

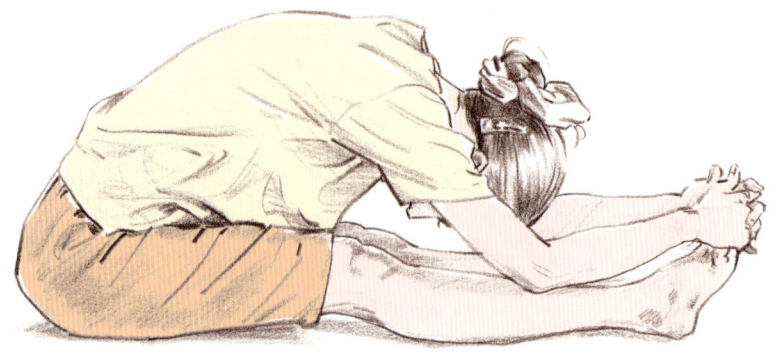

1 앉은 자세에서 다리를 모으고 발끝은 세운다.

2 그대로 양 손은 깍지를 낀다.

3 숨을 들이마시며 깍지 낀 손으로 발끝을 잡는다.

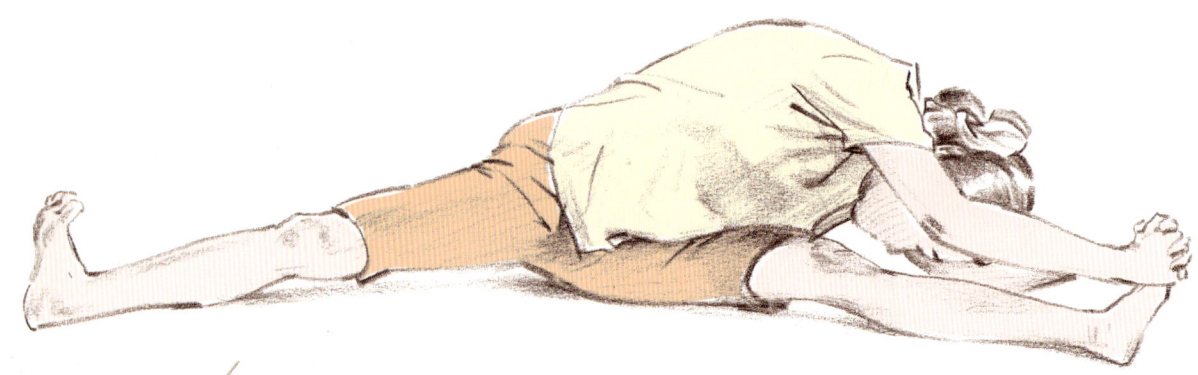

4 숨을 내쉬며 제자리로 돌아와 양 다리를 한껏 벌린다.

5 다시 숨을 들이마시며 깍지 낀 손이 왼쪽 발목에 닿도록 상체를 숙인다.

6 숨을 내쉬며 제자리로 돌아오고 반대로도 해 준다.

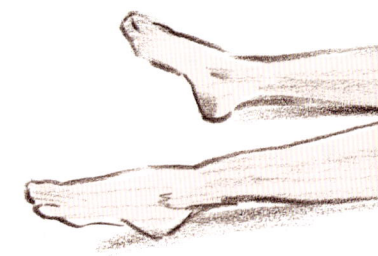

48 제 3 장 약손 만들기

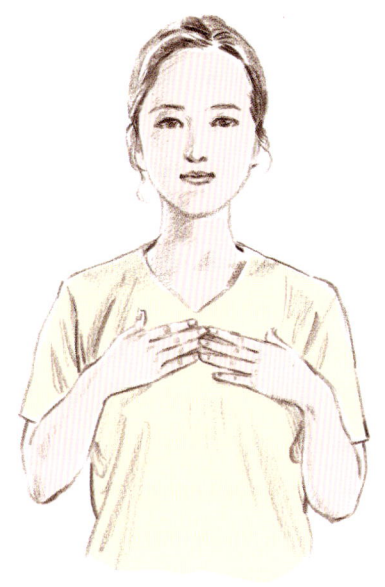

❻ 가슴 두드리기

1 바로 선 자세에서 발을 어깨 넓이 만큼 편하게 벌리고 가슴을 양 손바닥으로 두드려 준다.

2 온몸을 다 두드려 줘도 좋다.

❼ 기지개 켜기 및 마무리

기지개를 몇 번 켜 주고 나서 그대로 눕거나 앉은 자세에서 단전에 의식을 집중하고 명상을 하는 것도 좋다. 혹은 양 팔을 활짝 벌리면서 심호흡을 몇 번 해 주고 마무리한다.

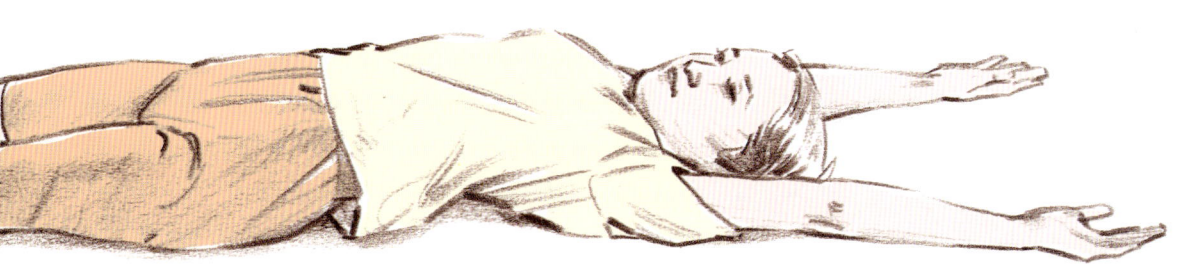

3. 약손 만드는 손 운동

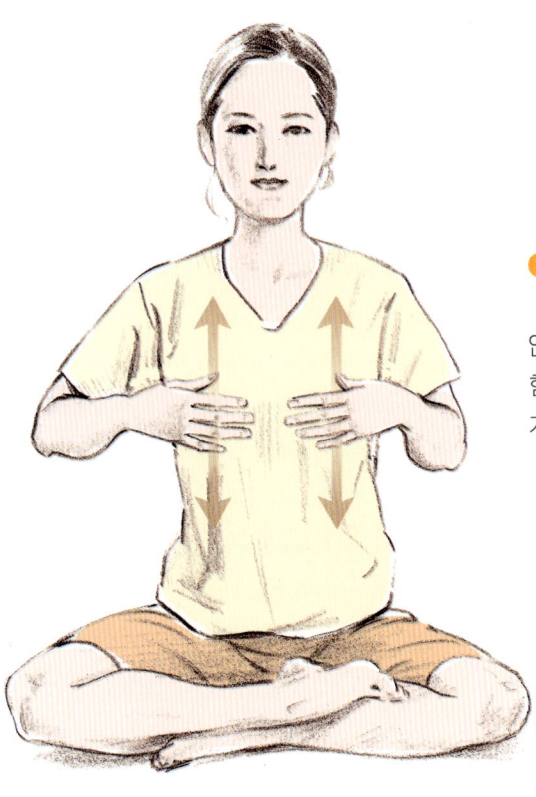

❶ 손을 턴다

앉은 자세에서 양 손을 명치 가까이 까지 들어올려 힘을 빼고 빠르게 털어 준다. 손이 묵직해지면서 뜨거워지는 것을 느껴본다.

❷ 손뼉을 친다

손바닥을 쫙 펴서 손에 집중한 다음 박수를 33회 친다. 이때 손에 힘을 빼고 하되 마음은 계속 손에 집중한다.

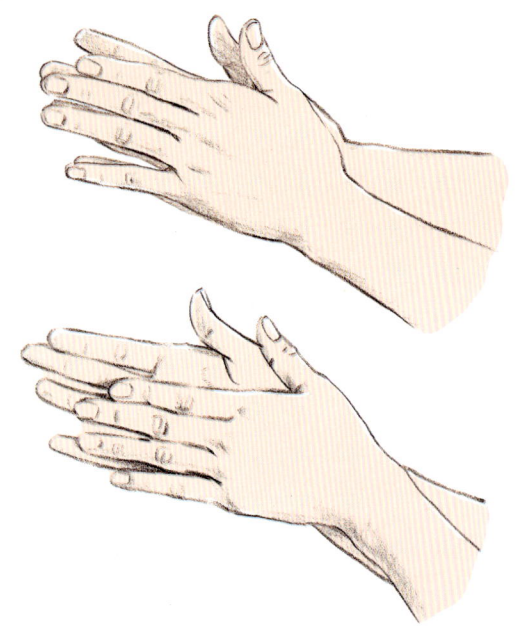

❸ 손을 비벼 준다

박수치기를 하고 나면 손이 뜨거워진다. 감각이 예민하다면 자신의 가슴까지 후련해짐을 느낄 것이다. 이때 숨을 들이마시고 10~20초 간 손을 최대한 빨리 뜨겁게 비빈다.

❹ **손가락 마디마디를 풀어 준다.**

양 손을 펴고 손가락 마디마디를 움직여 준다. 다른 손으로 마디마디를 만지고 비비면서 풀어 주는 것도 좋다.

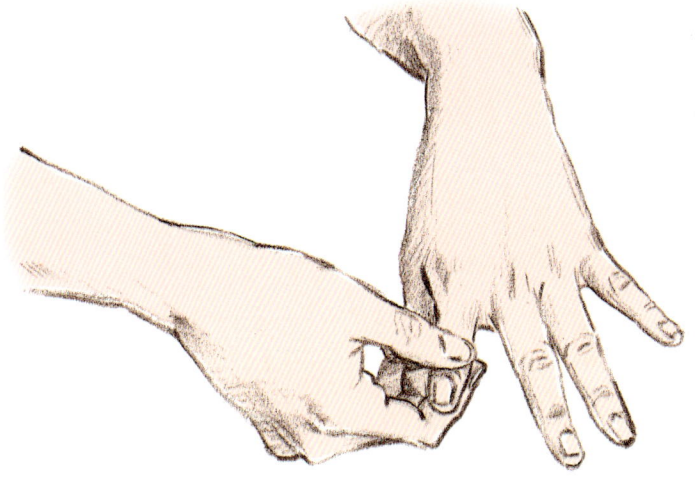

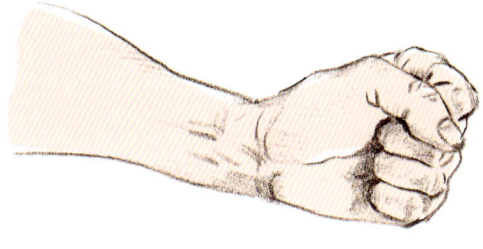

❺ **주먹 쥐었다 펴기**

주먹을 쥐었다 편다. 이때 손에 뭔가 감기거나 뜨겁거나 묵직한 것이 느껴질 것이다. 잘 느껴지지 않는다면 마음을 집중하고 그래도 느껴지지 않는다면 손을 다시 비빈다. 사람에 따라 잘 느껴지지 않는 사람도 있으니 너무 조급하게 생각하지 않는다. 그러나 손을 비비고 손 마디마디를 풀 때마다 받는 이를 생각하는 것은 잊지 말자.

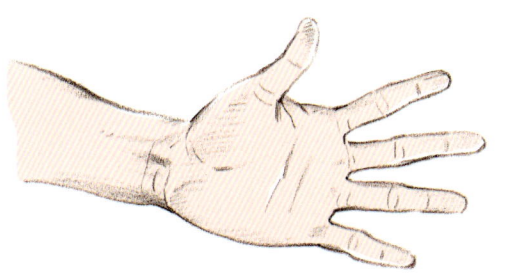

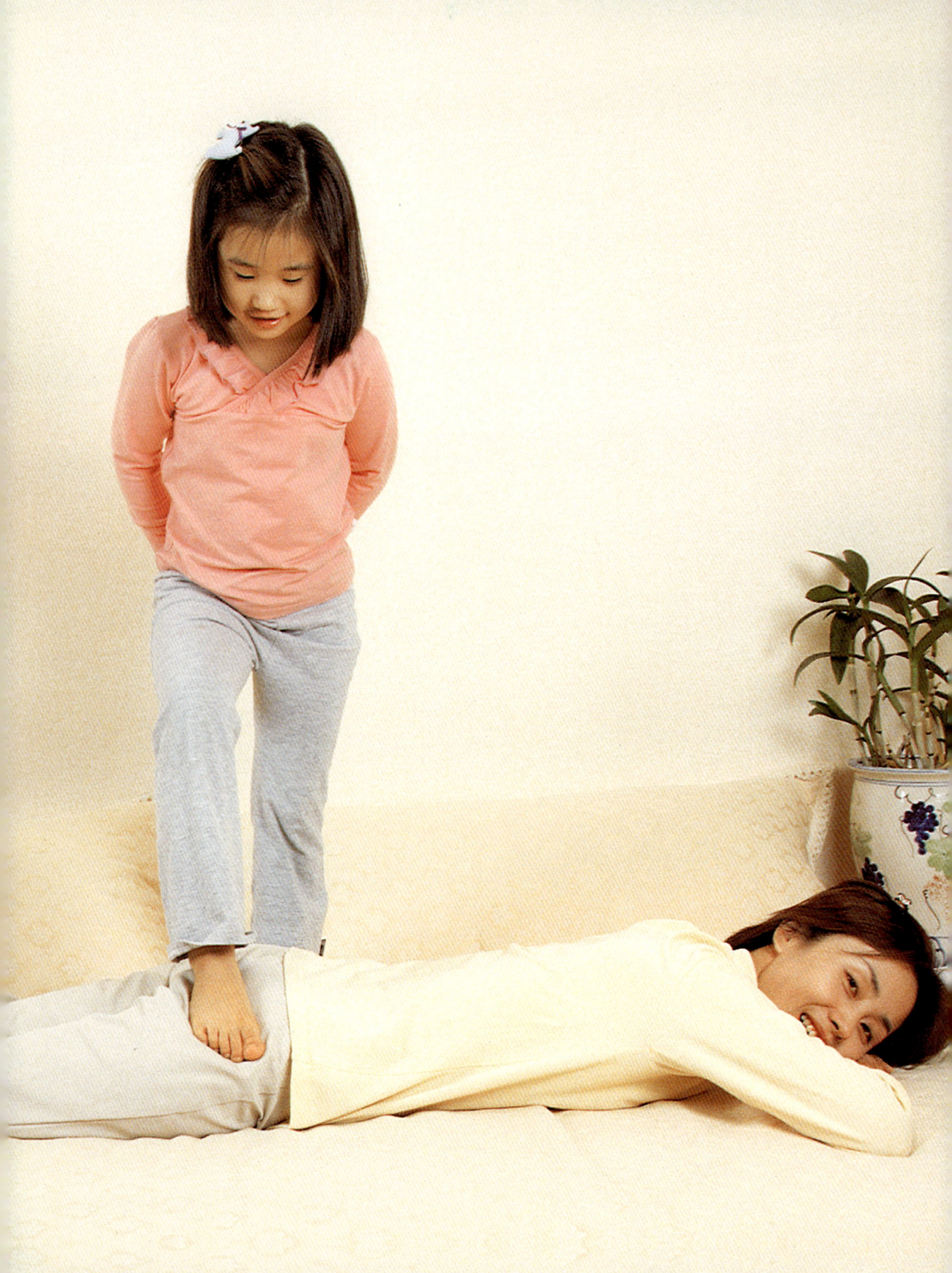

제 4 장

몸의 뒷부분

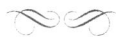

1. 어깨 근육 풀어 주기

2. 견갑골 풀어 주기

3. 등 비비고 눌러서 풀어 주기

4. 허리 눌러 주며 흔들기

5. 엉덩이 눌러 주며 흔들기

6. 척추 누르기

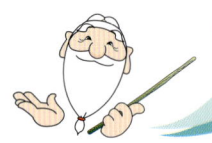

신경은 머리 꼭대기에서부터 발 끝까지 뻗쳐있지만 중요한 신경들은 모두 등뼈 속의 척수를 지나갑니다. 자, 등부터 시작해볼까요?

인체의 뒷부분 중 등은 넙적하게 생긴 모양새처럼 튼튼한 곳이다.

등의 척추는 목을 이루는 7개의 경추, 등을 이루는 12개의 흉추, 허리를 이루는 5개의 요추, 그리고 엉덩이 가운데 있는 한 개의 천추와 미추로 이루어져 있다. 거미줄이 가지를 치듯 신경망은 등의 척추에서 인체 모든 곳으로 퍼져나간다.

또한 우리 몸을 흐르는 굵직한 경락들은 팔과 다리로 뻗어나가는 고속도로의 게이트웨이와 같다. 등 뒤를 흐르는 대표적인 경락은 독맥督脈과 방광경膀胱經이다. 방광경은 우리 몸의 수기(水氣, 물기운)를 조절하는 기능을 하며 몸을 유지하고 지속시키는 역할을 한다. 너무 피로하거나 성관계를 지나치게 많이 하면 방광경에 이상이 생길 수 있다.

활공을 할 때 등 부위만 잘 주무르고 만져도 활공을 받는 이의 기분을 한결 개운하게 하고 컨디션을 끌어올릴 수 있다. 또한 배가 아프다든지 체했을 때는 그 부위에 직접 활공을 하는 것이 아니라 등에서부터 서서히 활공을 하기 시작한다.

등 뒤를 활공할 때는 받는 이의 얼굴이 바닥으로 향하도록 엎드리게 한다. 이때 얼굴은 활공법에 따라 바닥에 정면으로 향하게 하거나 옆으로 돌릴 수 있다.

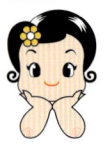

그래서 등을 긁어 주면 그렇게 시원한가?

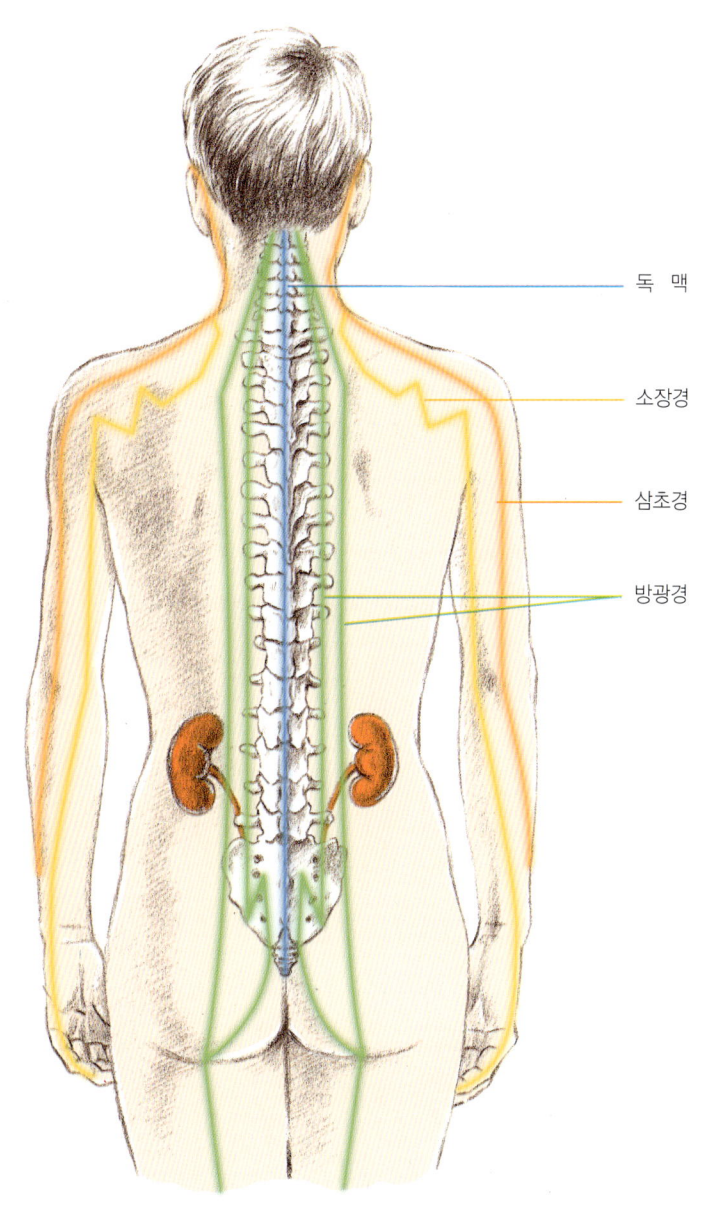

몸의 뒷부분에 흐르는 경락

수승화강水昇火降이라는 말이 있다. 신장의 수기(水氣, 물기운)는 몸의 뒷부분을 따라 머리로 올라가고 화기(火氣, 불기운)는 몸의 앞부분을 따라 심장으로 내려온다는 말이다. 수승화강이 잘 되면 머리는 시원하고 배는 따뜻하다. 그러나 현대인들은 대부분 머리는 뜨겁고 배는 차다. 기가 머리로 몰려 순환이 제대로 되지 않기 때문이다. 이럴 때 흔히 '상기上氣됐다'고 한다. 상기가 되면 머리가 띵하고 열이 나거나 허리나 발이 냉하고 변비나 설사 등의 증상이 올 수 있다.

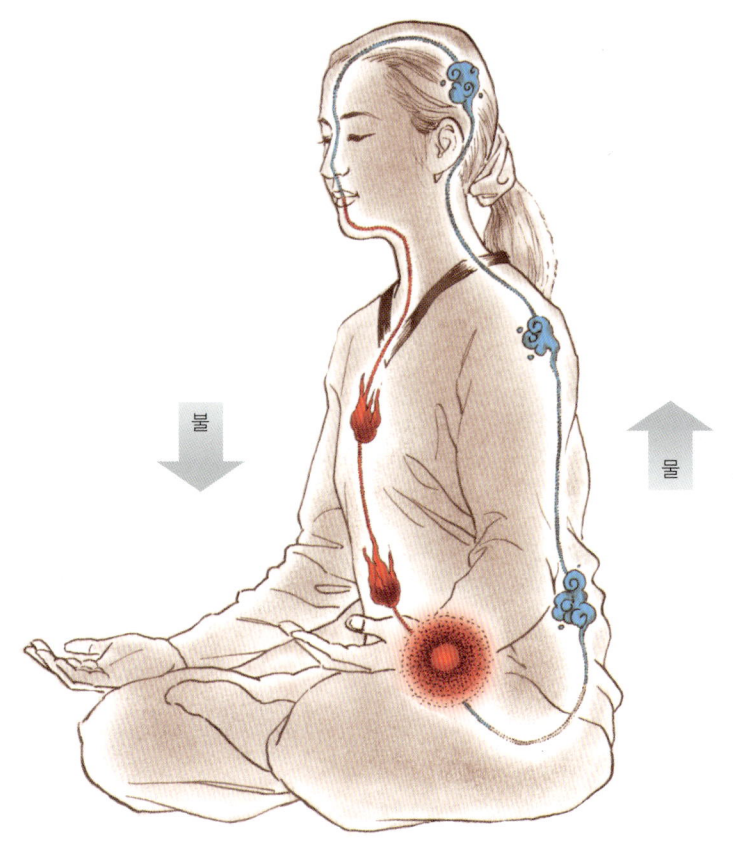

수승화강의 상태

1. 어깨 근육 풀어 주기

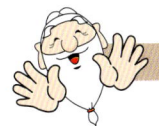 **만질 때**
손으로 주물러 주기, 엄지손가락으로 눌러 주기

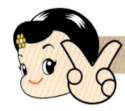 **효과**
고혈압, 어깨결림, 오십견에 좋다.

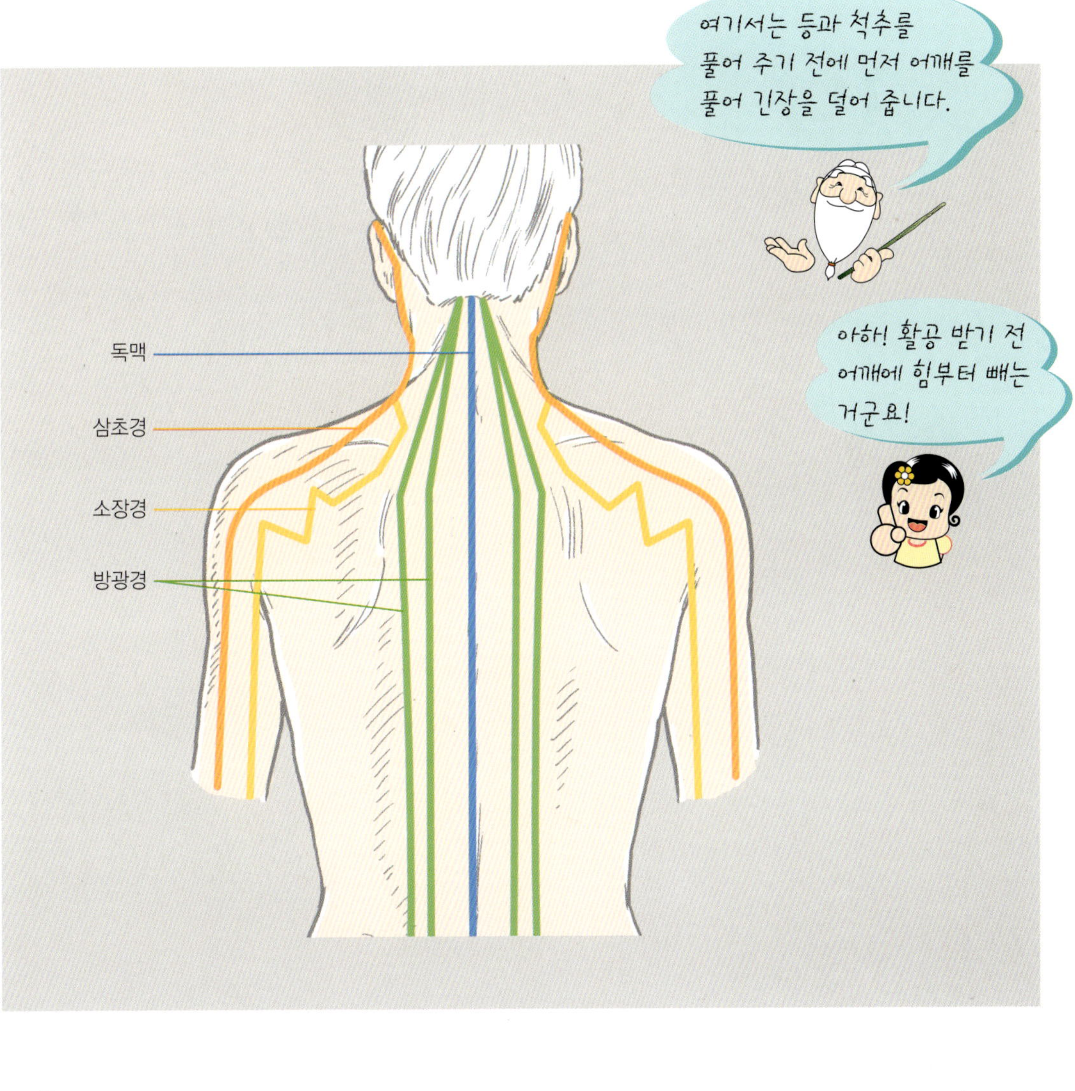

> 여기서는 등과 척추를 풀어 주기 전에 먼저 어깨를 풀어 긴장을 덜어 줍니다.

> 아하! 활궁 받기 전 어깨에 힘부터 빼는 거군요!

- 독맥
- 삼초경
- 소장경
- 방광경

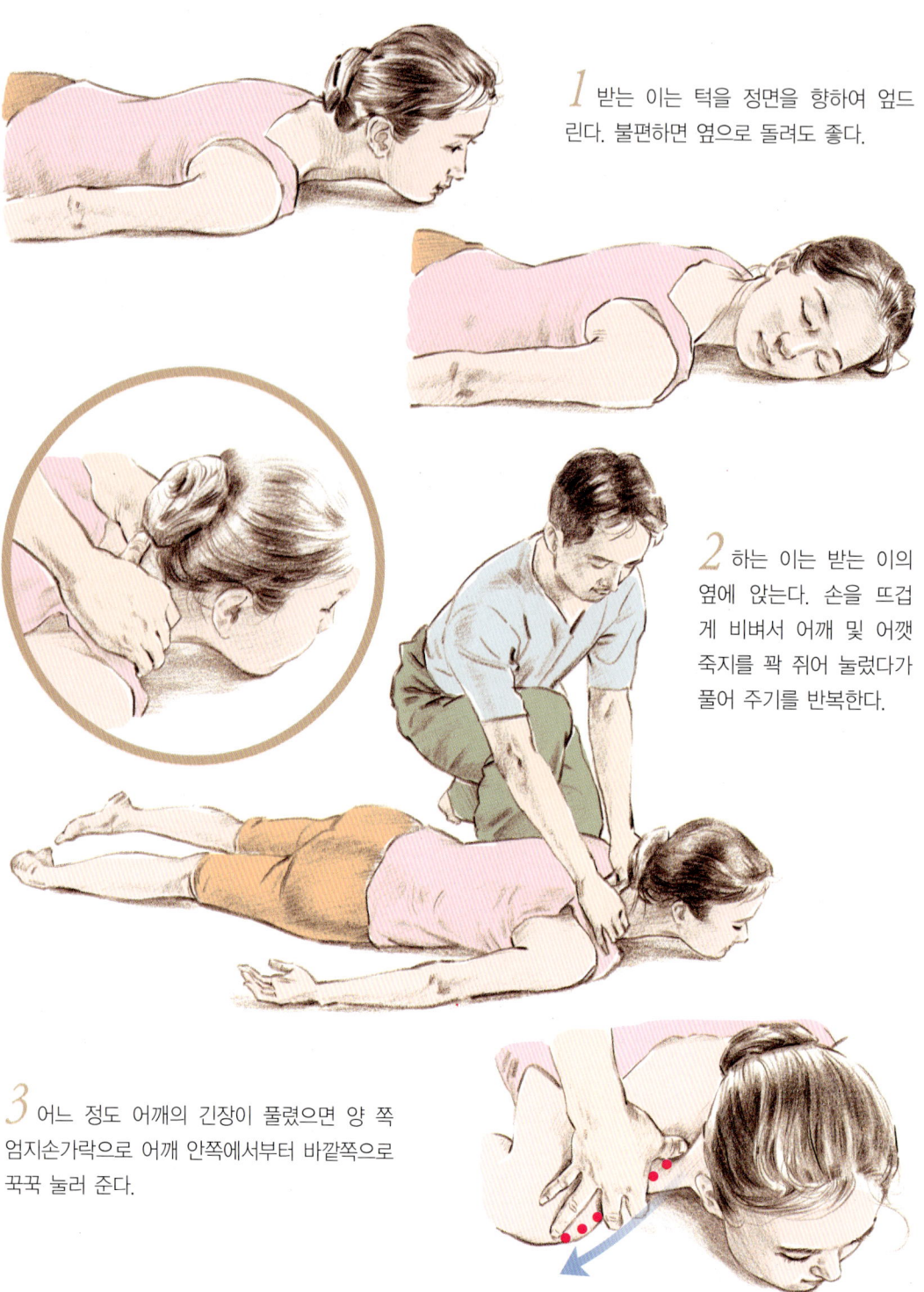

1 받는 이는 턱을 정면을 향하여 엎드린다. 불편하면 옆으로 돌려도 좋다.

2 하는 이는 받는 이의 옆에 앉는다. 손을 뜨겁게 비벼서 어깨 및 어깻죽지를 꽉 쥐어 눌렀다가 풀어 주기를 반복한다.

3 어느 정도 어깨의 긴장이 풀렸으면 양 쪽 엄지손가락으로 어깨 안쪽에서부터 바깥쪽으로 꾹꾹 눌러 준다.

2. 견갑골 풀어 주기

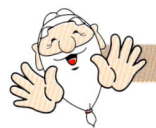
만질 때
손으로 주물러 주기, 엄지손가락으로 누르기

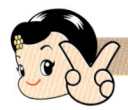
효과
변비, 소화불량 등 대장, 위장의 이상이나 기관지염과 같은 폐질환에도 좋다. 어깨결림, 오십견에도 좋다.

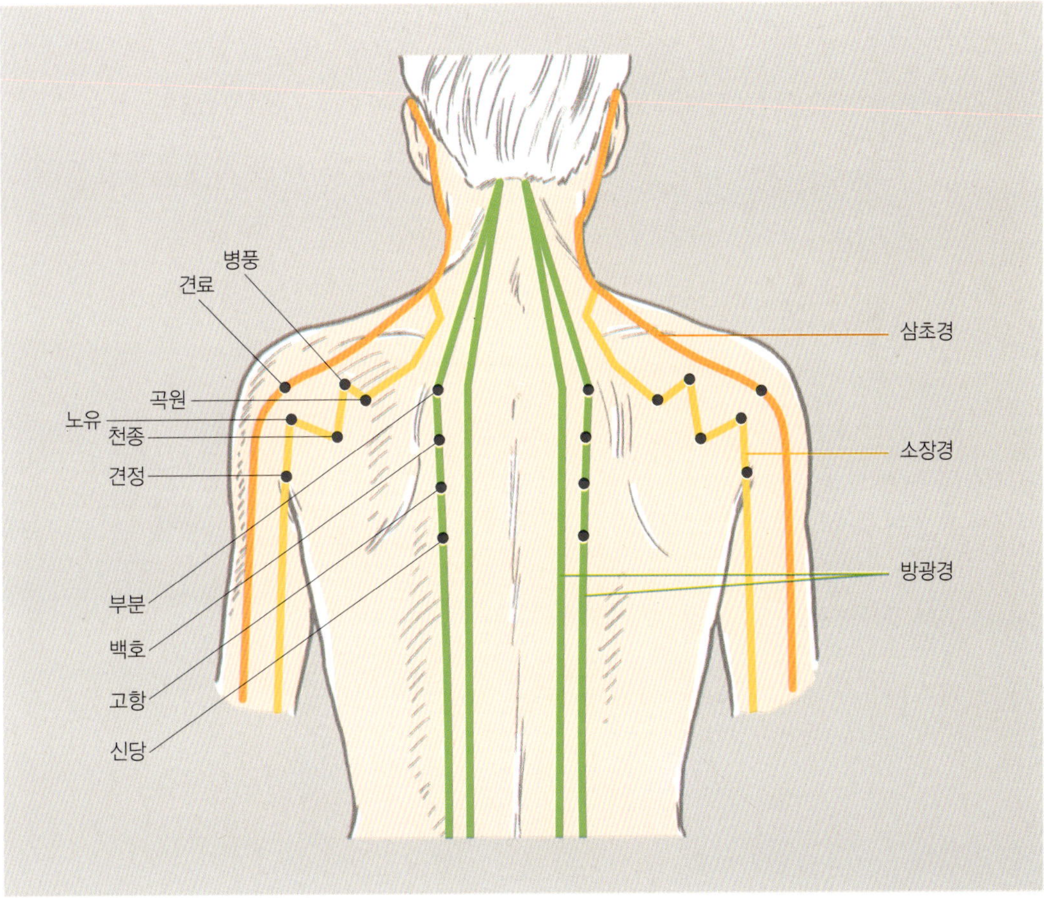

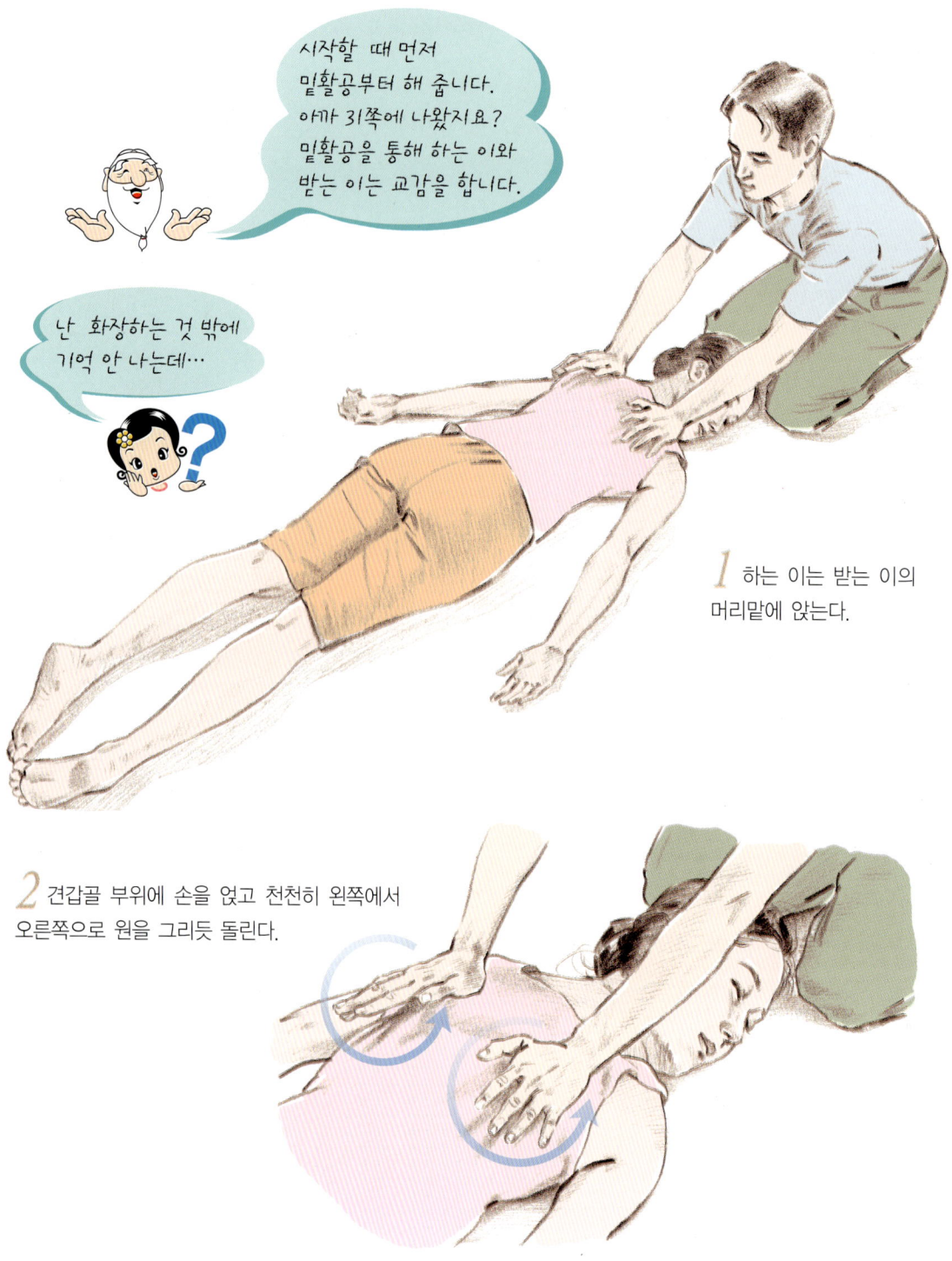

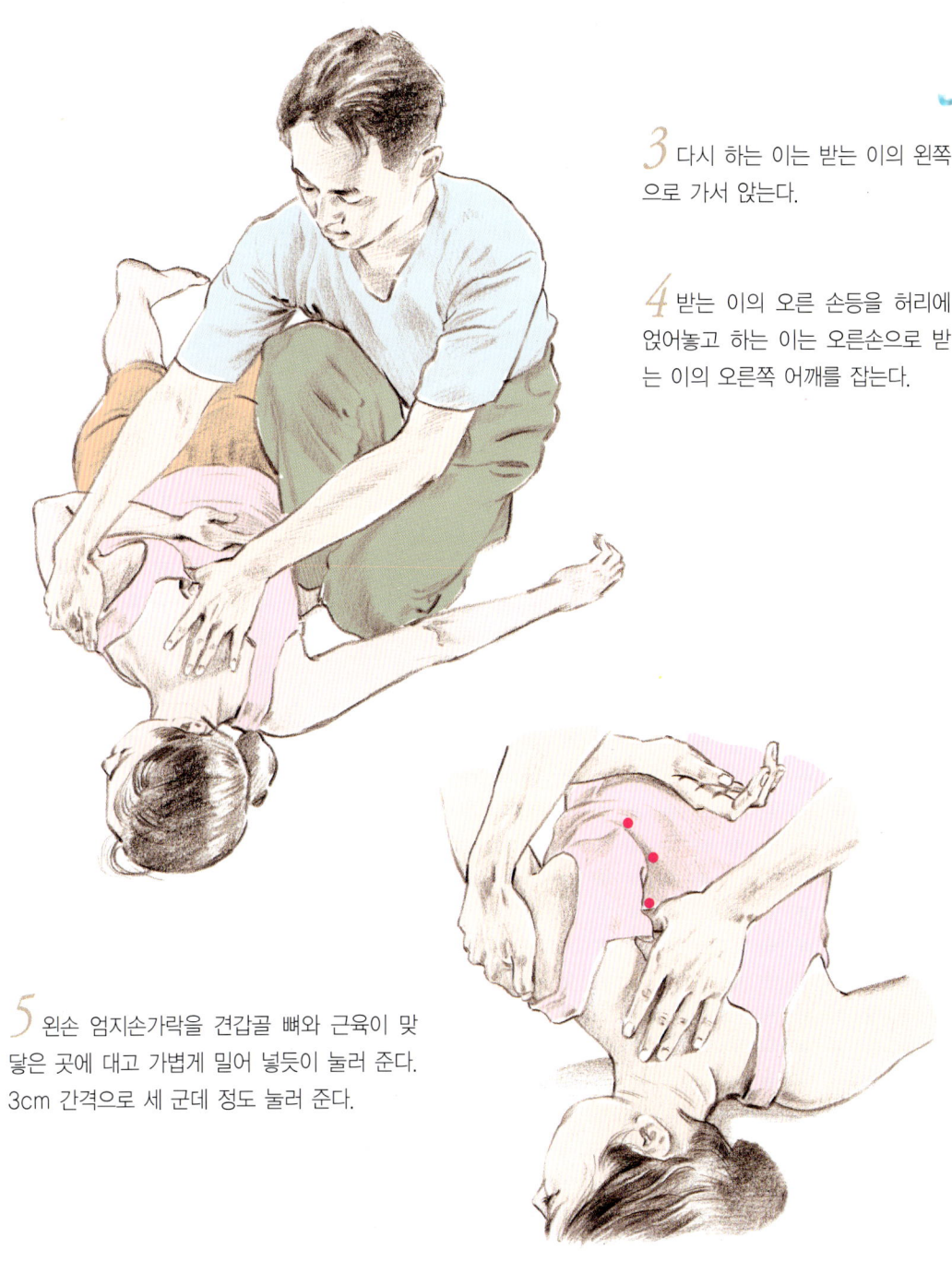

3 다시 하는 이는 받는 이의 왼쪽으로 가서 앉는다.

4 받는 이의 오른 손등을 허리에 얹어놓고 하는 이는 오른손으로 받는 이의 오른쪽 어깨를 잡는다.

5 왼손 엄지손가락을 견갑골 뼈와 근육이 맞닿은 곳에 대고 가볍게 밀어 넣듯이 눌러 준다. 3cm 간격으로 세 군데 정도 눌러 준다.

견갑골 풀어 주기

6 하는 이의 어깨를 잡고 오른손은 당겼다가 5초 정도 누른 후 힘을 뺀다. 어깨를 당길 때는 활공 받는 사람의 가슴이 들릴 정도로 어깨를 들어올리며 동시에 왼손 엄지로 혈을 눌러 준다.

7 어깨를 당겨 줄 때 활공 받는 사람은 숨을 내쉬고 힘을 빼 줄 때는 숨을 들이마신다.

8 2회 반복 후 손바닥 아래쪽을 견갑골에 대고 근육이 움직일 정도로 가볍게 누르면서 돌려 준다.

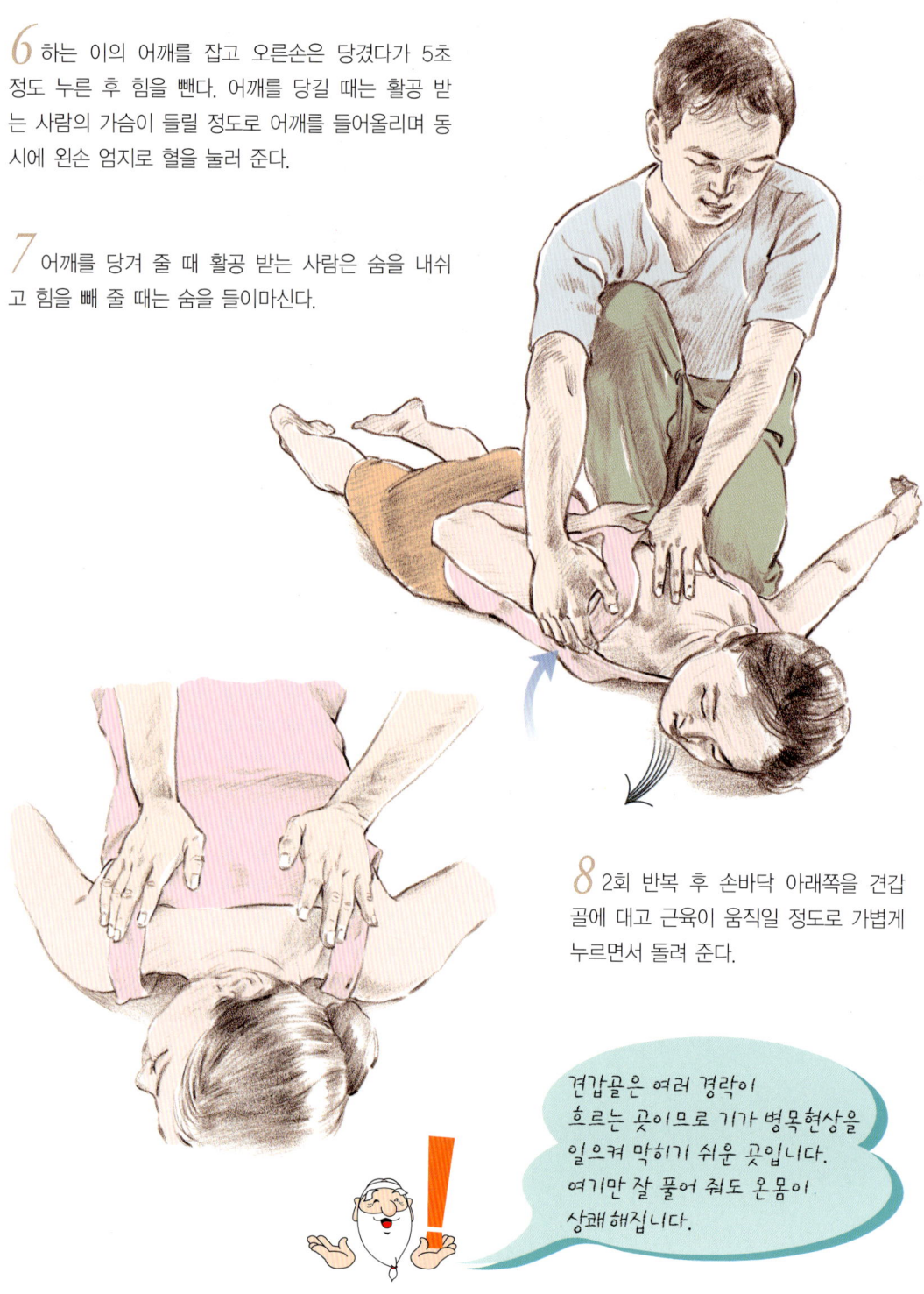

견갑골은 여러 경락이 흐르는 곳이므로 기가 병목현상을 일으켜 막히기 쉬운 곳입니다. 여기만 잘 풀어 줘도 온몸이 상쾌해집니다.

3. 등 비비고 눌러서 풀어 주기

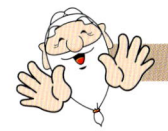
만질 때
양 손 겹쳐 손바닥으로 눌러 주기

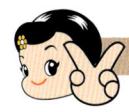
효과
방광경을 풀어 수기를 실어 올리는 신장의 역할을 회복시키고 온몸의 에너지를 증대시킨다. 따라서 피로 회복에도 좋으며 위가 안 좋은 경우나 체했을 경우에도 효과가 있다.

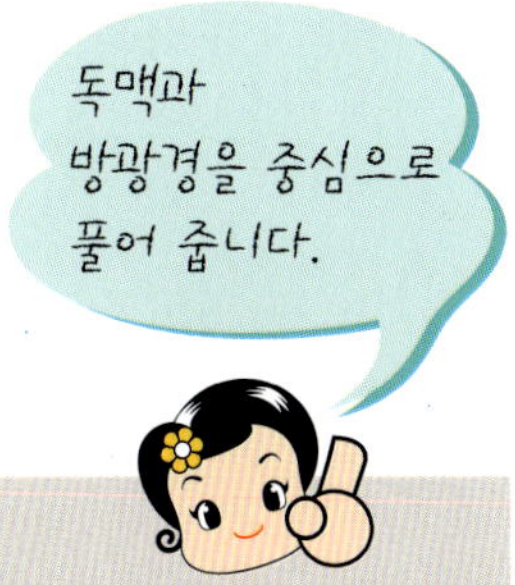

독맥과 방광경을 중심으로 풀어 줍니다.

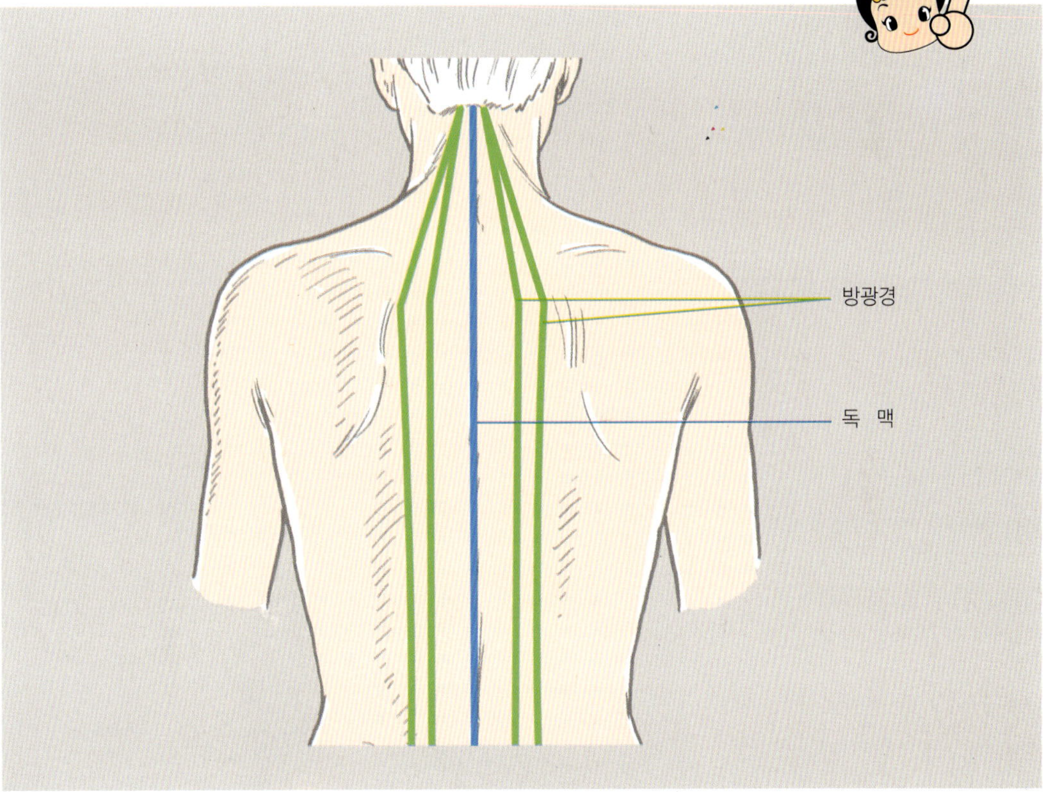

방광경

독 맥

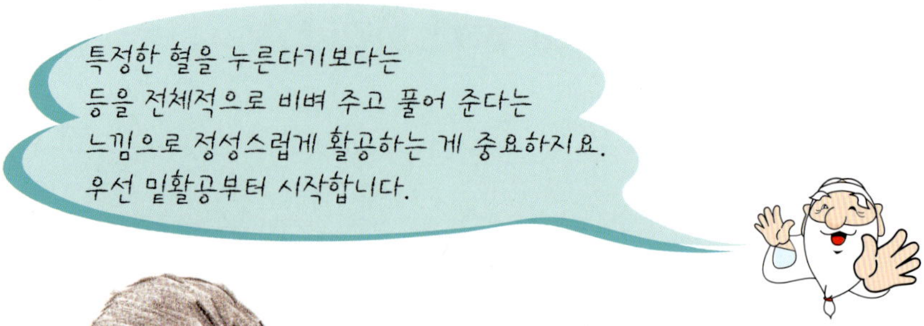

특정한 혈을 누른다기보다는
등을 전체적으로 비벼 주고 풀어 준다는
느낌으로 정성스럽게 활공하는 게 중요하지요.
우선 밑활공부터 시작합니다.

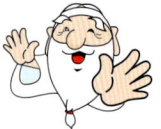

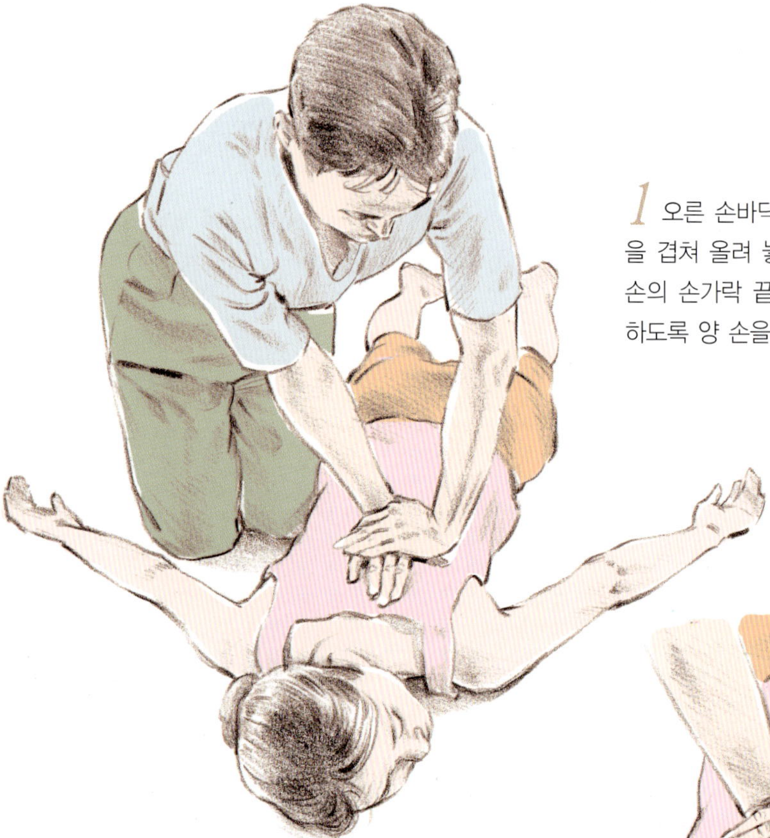

1 오른 손바닥을 등에 대고 그 위에 왼손을 겹쳐 올려 놓는다. 이때 밑에 있는 오른손의 손가락 끝이 받는 이의 머리 쪽을 향하도록 양 손을 열십자 모양으로 포갠다.

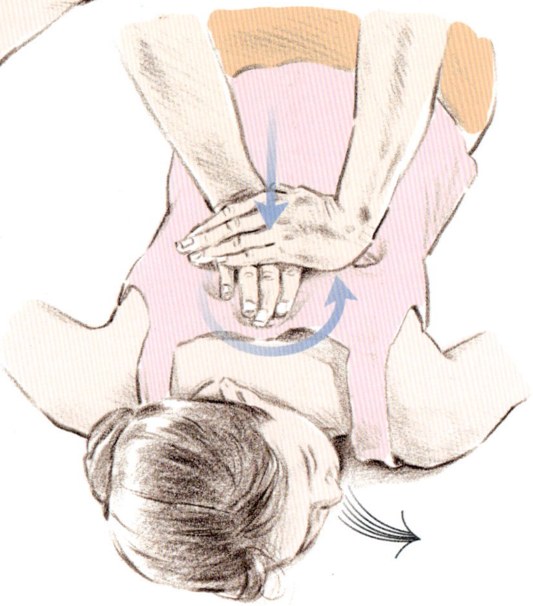

2 그 상태에서 지그시 눌러주는데 이때 활공 받는 사람은 숨을 내쉬도록 하고 호흡을 멈춘 상태에서 하는 이는 손을 돌려 근육을 풀어 준다.

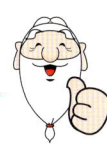

알면 알수록 약입니다.

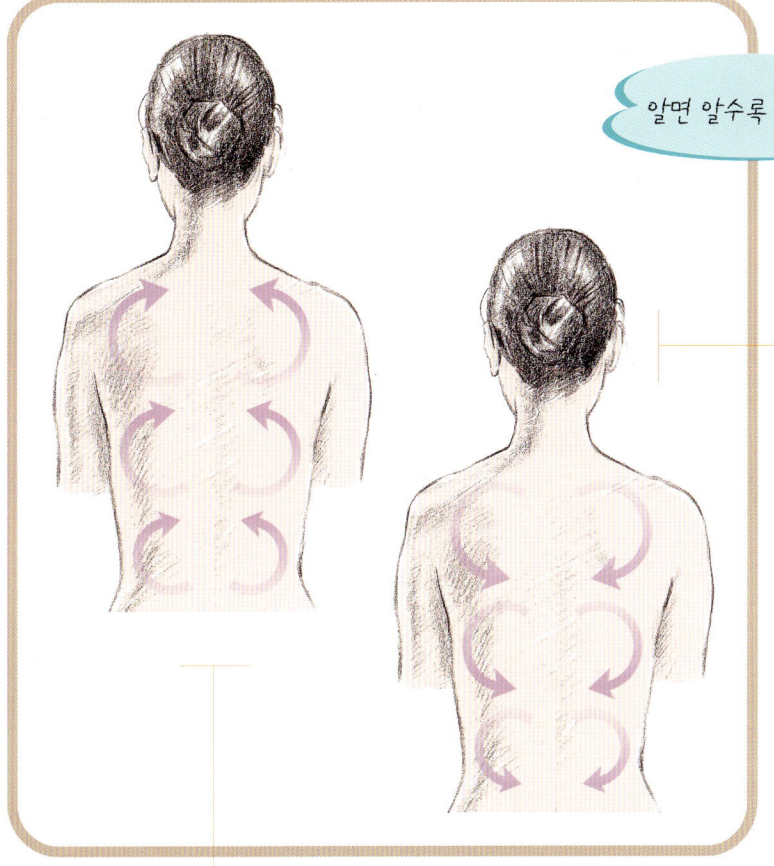

● 몸이 지나치게 강한 경우
(근육이 굳어 있는 경우)
밑에 넣은 손에 강하게 힘을 준 후 위에 얹은 손에도 힘을 실어 화살표 방향으로 누르며 돌린다.

● 몸이 지나치게 약한 경우(근육이 무른 경우)
밑에 넣은 손은 보조 역할을 하고 위에 얹은 손에 힘을 주어 화살표 방향으로 돌린다.

3 마무리할 때 등 전체를 원을 그리면서 비벼 준다.

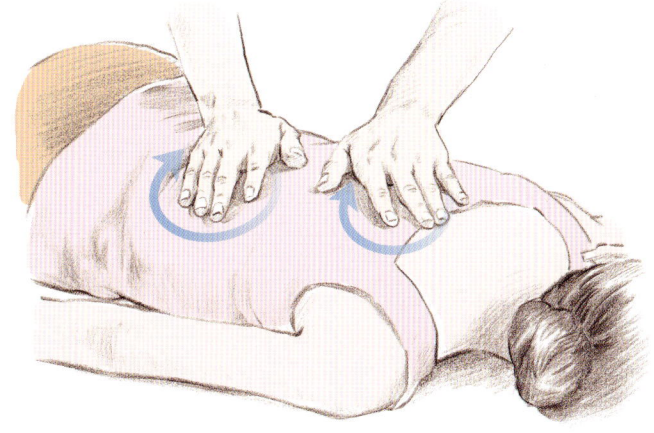

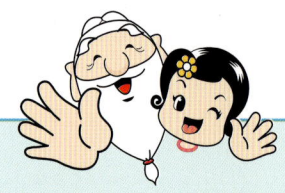

노인을 활공할 때

노인들은 대체로 뼈와 근육이 약하며 기가 허해 배는 고프나 막상 먹으면 소화가 되지 않고 설사나 변비가 오기 쉽다. 또한 정서적으로 우울증에 걸리기 쉬우며 감각적인 면에서도 맛을 잘 느끼지 못해 음식의 간을 맞추지 못하는 등 외부의 자극에 둔감해 지기도 한다.

노인을 활공할 때는 말을 걸어 주면서 친근감을 표현하는 것이 좋다. 또한 자극에 둔하기 때문에 세게 활공할 우려가 있는데 노인들은 뼈가 약하기 때문에 주의를 기울여야 한다. 노인은 몸의 기가 전체적으로 쇠약하기 때문에 기를 보해 주는 활공을 하는 것이 좋다. 특히 타고날 때 받는 원기가 떨어지기 때문에 외부로부터 기를 얻을 수 있도록 소화기관의 경락을 중심으로 활공해 주는 것이 좋다. 또한 노인이 되면 아프기 쉬운 관절 부위를 잘 활공해 준다. 그러나 노인을 활공할 때 무엇보다 중요한 점은 노인에 대한 사랑과 존경이다.

노인을 활공할 때 염두에 두어야 할 점

- 무릎 등의 관절을 활공할 때는 혈자리를 중심으로 꾹꾹 눌러 준다.
- 말을 자주 걸어 활공을 잘 하고 있는지 계속 점검하고 일상적인 대화를 통해 가슴에 쌓인 울화가 자연스럽게 빠져나올 수 있도록 배려한다.
- 약한 뼈 부위는 조심해서 활공하며 밟거나 두드려 줄 때도 조심스럽게 한다. 엎드리게 해서 등을 활공할 때나 교정활공을 할 때도 특히 주의한다.

4. 허리 눌러 주며 흔들기

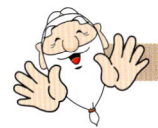

만질 때

손바닥으로 누르기

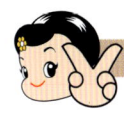

효과

방광경이 허하거나 실하면 다리가 당기거나 허리가 아프거나 생식기에 병이 올 수 있다. 방광경을 풀어 좌골신경통, 생리통, 냉증, 습진 등에 효과를 볼 수 있으며 피로회복에도 탁월한 효과가 있다.

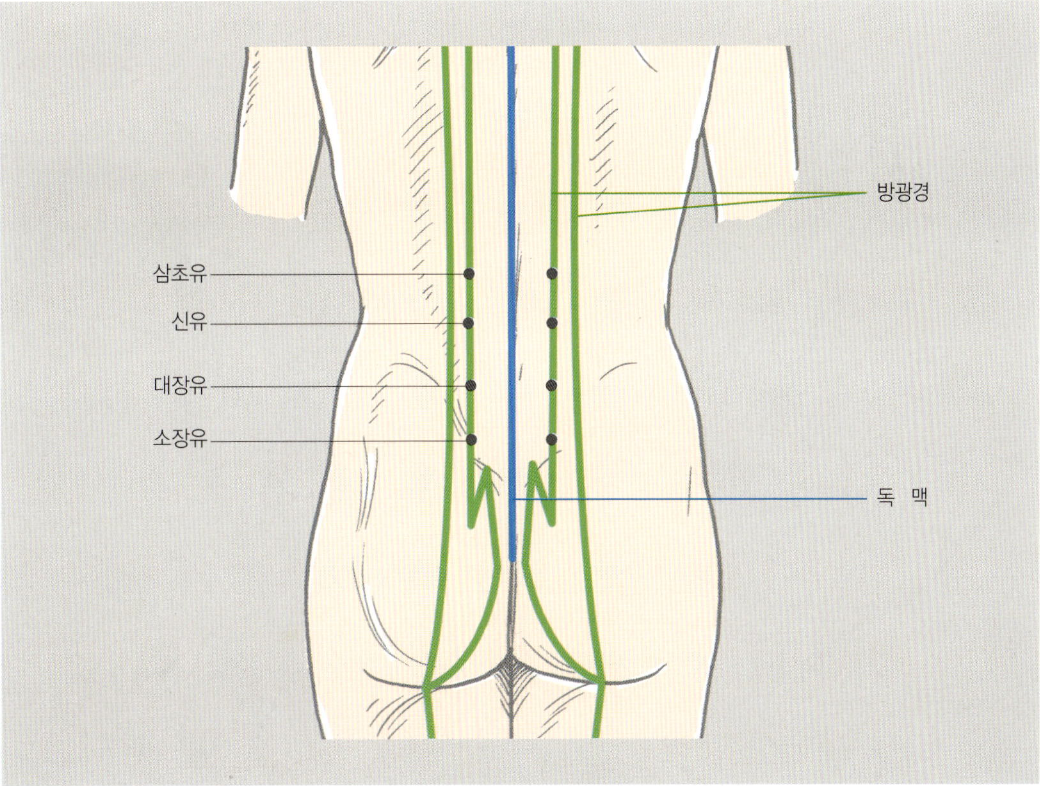

- 삼초유
- 신유
- 대장유
- 소장유
- 방광경
- 독맥

1 받는 이의 두 손을 겹쳐 배꼽 밑에 둔다.(이 자세가 불편하면 팔을 자연스럽게 두어도 좋다)

2 하는 이는 양 손을 손목 쪽으로 맞대어 손끝을 벌린 상태에서 허리뼈를 감싸안는다.

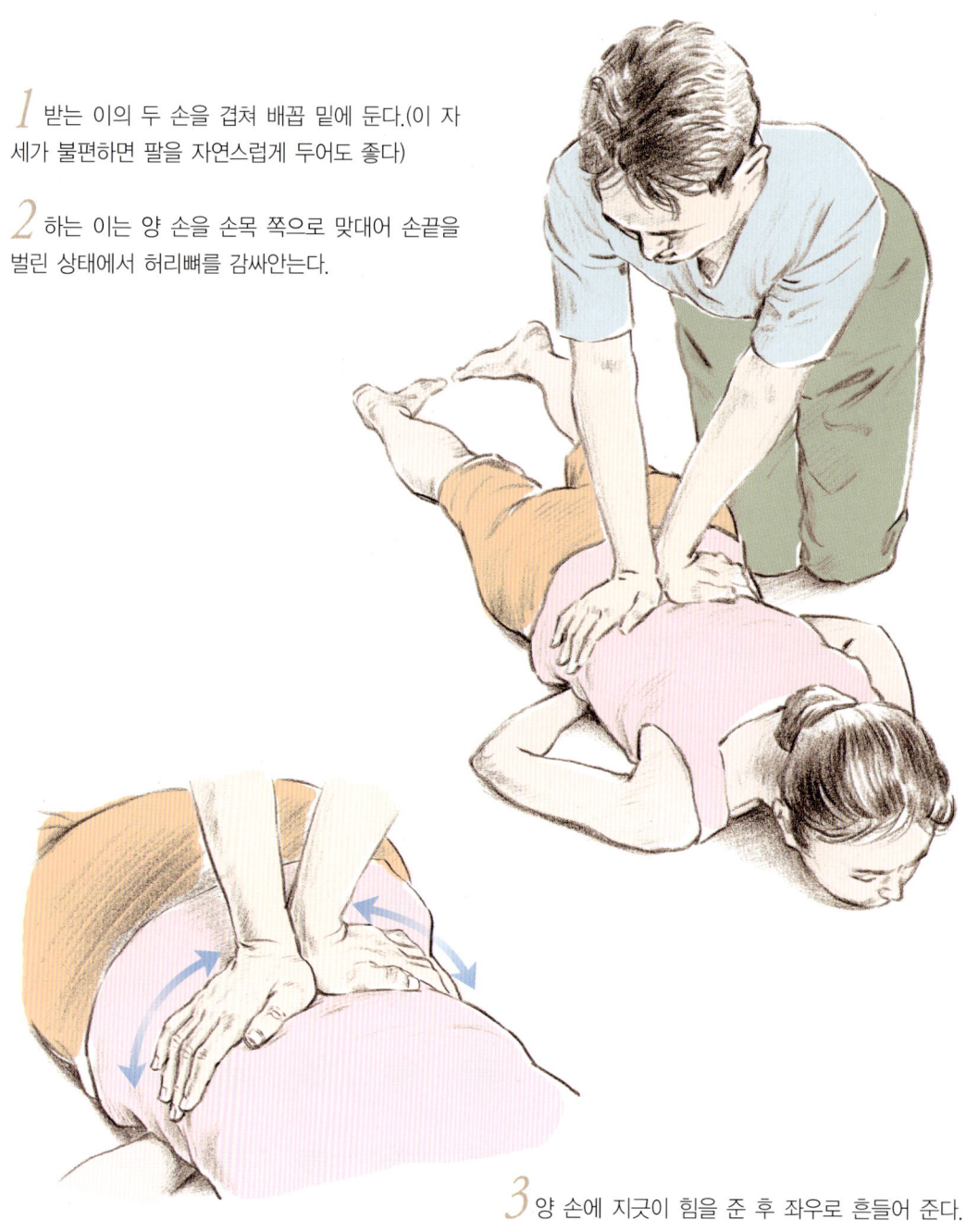

3 양 손에 지긋이 힘을 준 후 좌우로 흔들어 준다. 30~40회 정도 한다.

5. 엉덩이 눌러 주며 흔들기

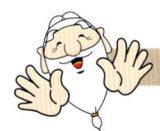

만질 때

손바닥으로 누르기

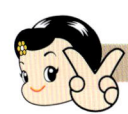

효과

하체로 내려가는 방광경을 자극해 수기를 살리기 때문에 성기능에 도움을 주며 피로회복에 좋다. 대장을 자극해 설사나 변비에도 효과가 있다. 여성의 경우에는 생리불순을 완화하는 데 도움을 준다. 좌골신경통에도 좋다.

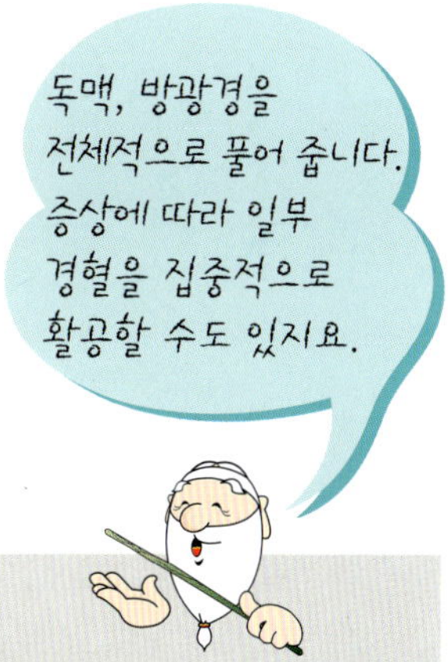

독맥, 방광경을 전체적으로 풀어 줍니다. 증상에 따라 일부 경혈을 집중적으로 활공할 수도 있지요.

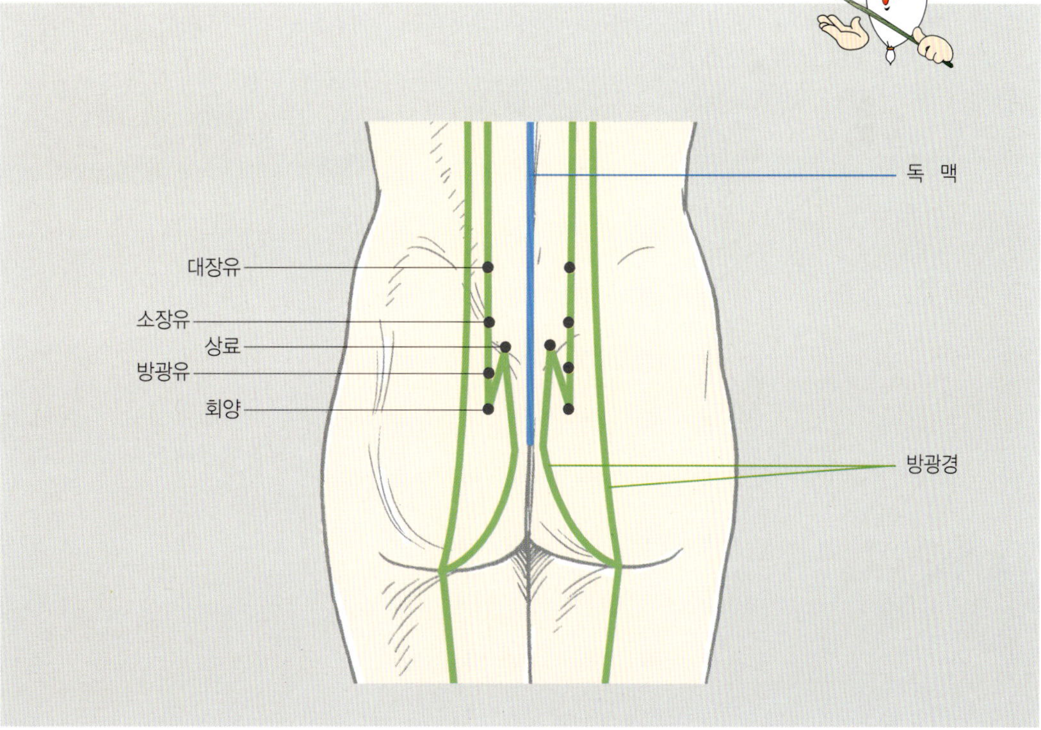

- 독 맥
- 대장유
- 소장유
- 상료
- 방광유
- 회양
- 방광경

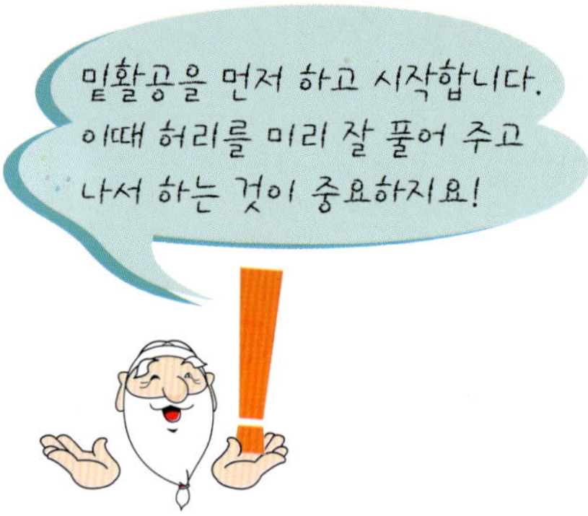

밑활공을 먼저 하고 시작합니다. 이때 허리를 미리 잘 풀어 주고 나서 하는 것이 중요하지요!

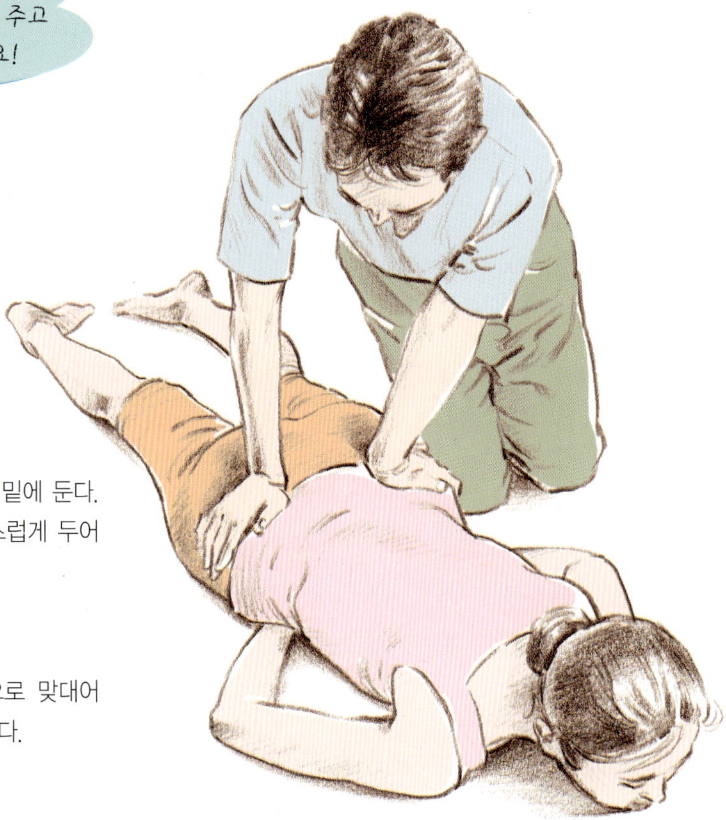

1 받는 이는 두손을 겹쳐 배꼽 밑에 둔다. (이 자세가 불편하면 팔을 자연스럽게 두어도 좋다.)

2 하는 이는 두 손을 손목쪽으로 맞대어 양쪽 엉덩이를 누르듯이 잡아 준다.

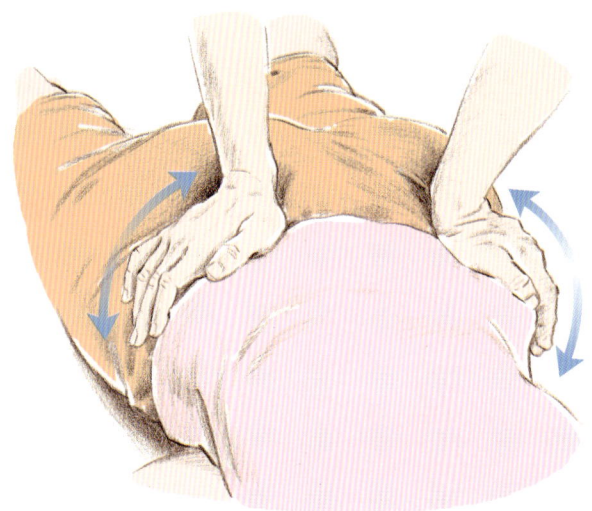

3 좌우 손에 힘을 이동하여 엉덩이를 누르면서 좌우로 흔들어 준다.

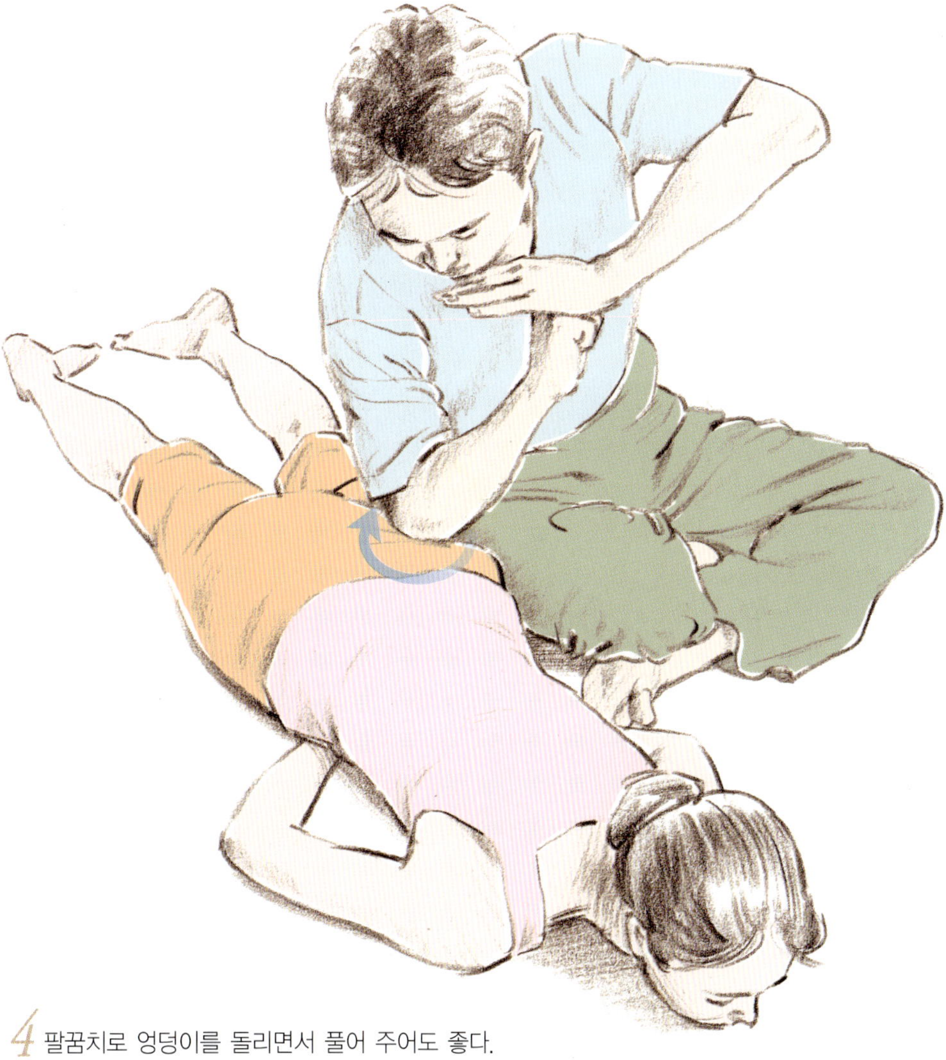

4 팔꿈치로 엉덩이를 돌리면서 풀어 주어도 좋다.

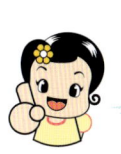

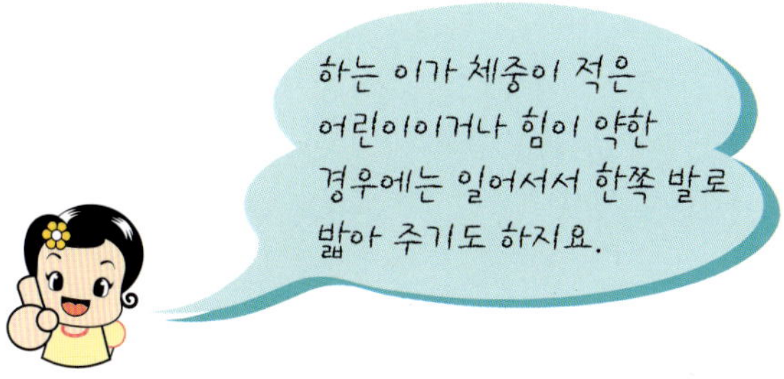

하는 이가 체중이 적은 어린이이거나 힘이 약한 경우에는 일어서서 한쪽 발로 밟아 주기도 하지요.

6. 척추 누르기

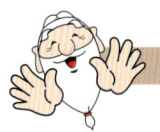
만질 때
엄지손가락으로 누르기

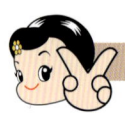
효과
배가 아프거나 장부에 이상이 있을 때는 앞쪽을 직접 활공하는 것이 아니라 뒤쪽부터 활공하는 것이 활공의 기본이다. 따라서 위경련, 변비, 설사, 복통, 과민성대장증세에 효과를 볼 수 있으며 요통 및 좌골신경통, 비뇨기질환, 당뇨병 등에도 좋다.

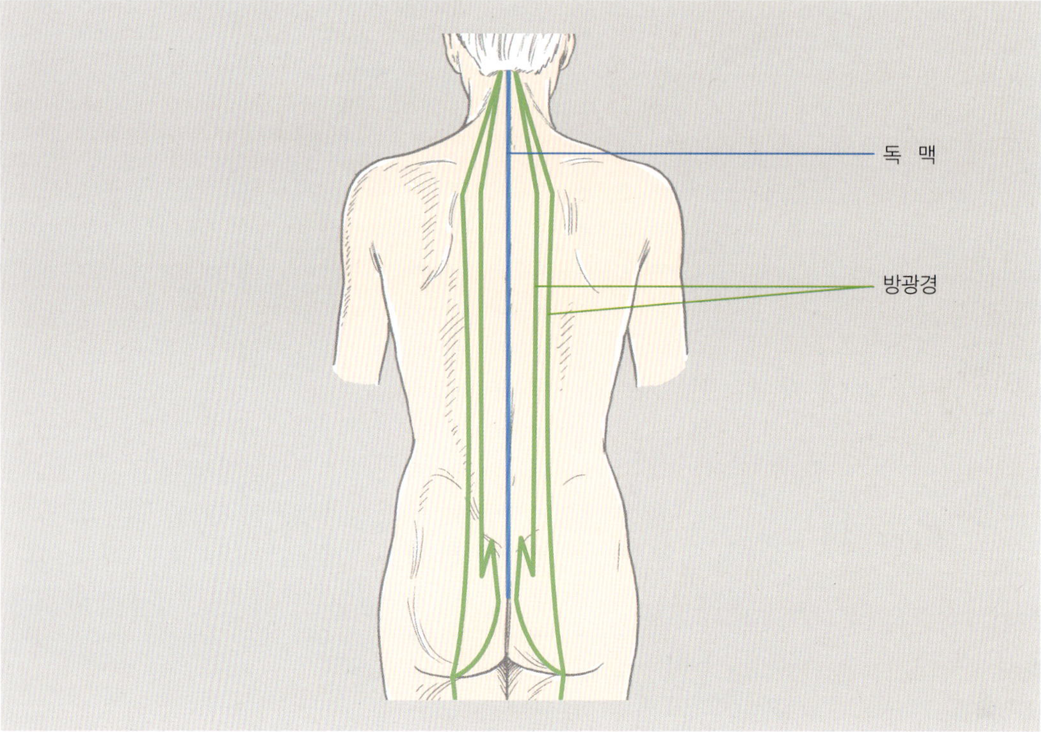

독 맥

방광경

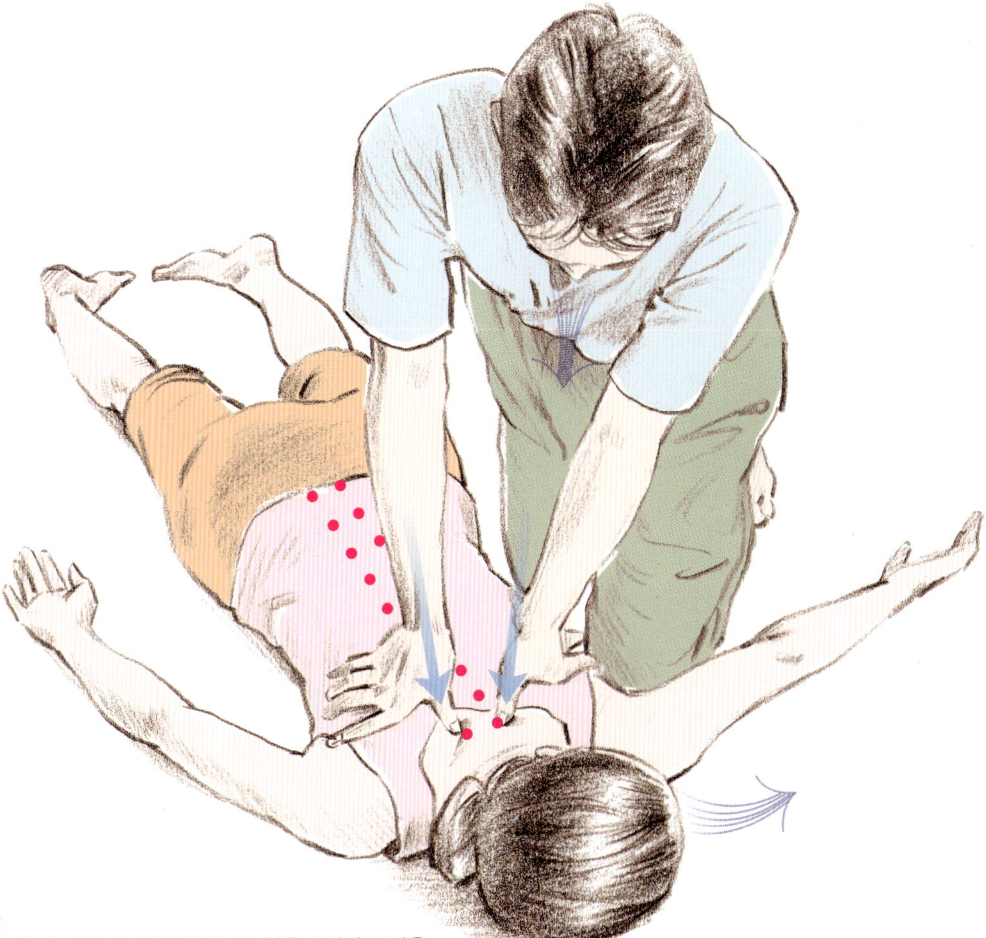

1 어깨 근육을 이완시킨 뒤 척추 1선과 2선을 따라 엄지손가락으로 누른다.

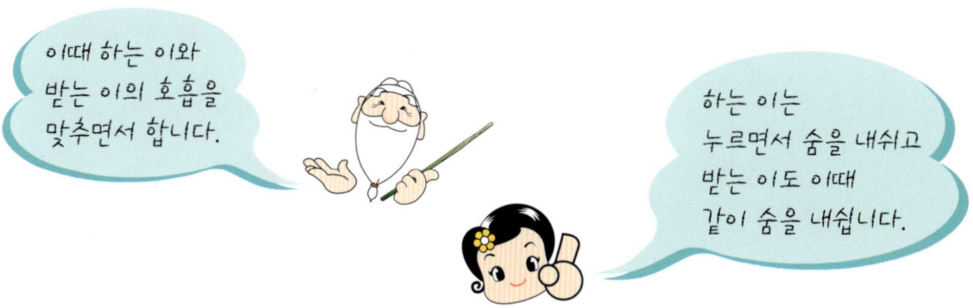

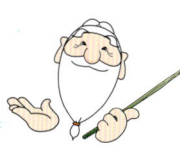

이때 하는 이와 받는 이의 호흡을 맞추면서 합니다.

하는 이는 누르면서 숨을 내쉬고 받는 이도 이때 같이 숨을 내쉽니다.

2 양 어깨 사이의 톡 튀어나온 곳(대추혈)에서부터 척추 바로 옆선을 따라 3~4cm 간격으로 엄지손가락으로 눌러 준다. 이곳이 척추 1선이다. 누를 때 받는 이는 숨을 내쉬어 준다.

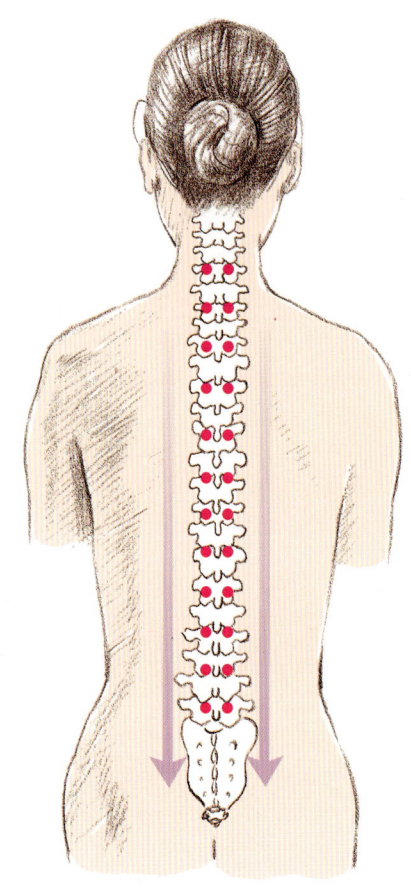

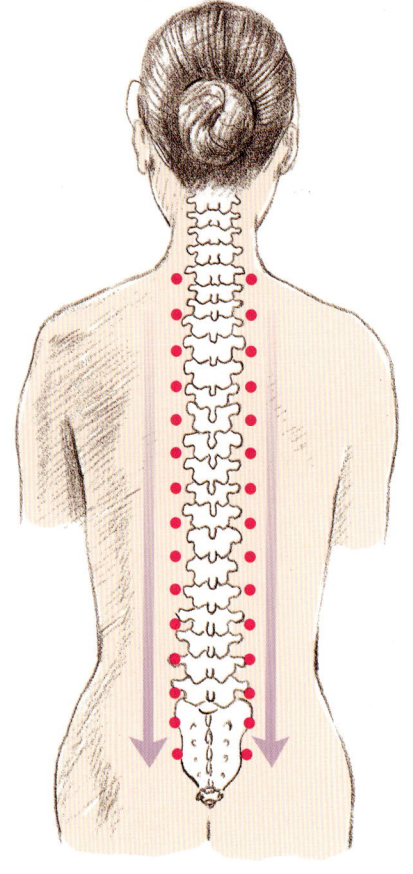

3 척추 1선을 눌러 준 뒤 척추 2선을 따라 척추 1선과 같은 요령으로 3~4cm 간격으로 견갑골 상단부에서 장골까지 내려오며 눌러 준다. 누를 때는 받는 이가 숨을 내쉴 때에 맞추어 눌렀다가 위로 밀어 올린다는 느낌으로 지압한다. 더이상 안 밀리는 곳에서 직선으로 내리누르듯이 눌러 준다.

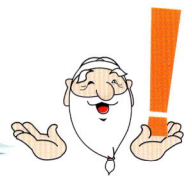

허리 부분에서 너무 세게 누르는 것은 금물! 허리뼈는 삐끗하기 쉬운 곳이므로 살며시 눌러 주어야 됩니다.

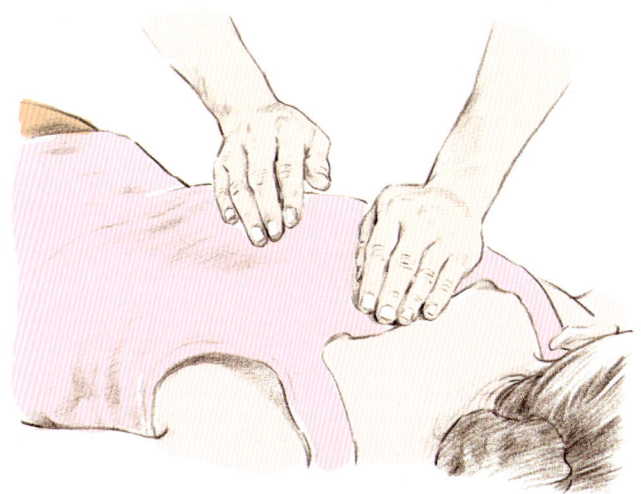

몸의 뒷부분 활공 마무리

4 몸의 뒷부분 활공이 끝나면 손바닥을 오목하게 하여 위에서부터 아래로 두드려 주고 나서 손바닥으로 쓱쓱 쓸어 내린다. 몸이 허한 사람들은 그냥 쓸어 내리기만 해도 좋다.

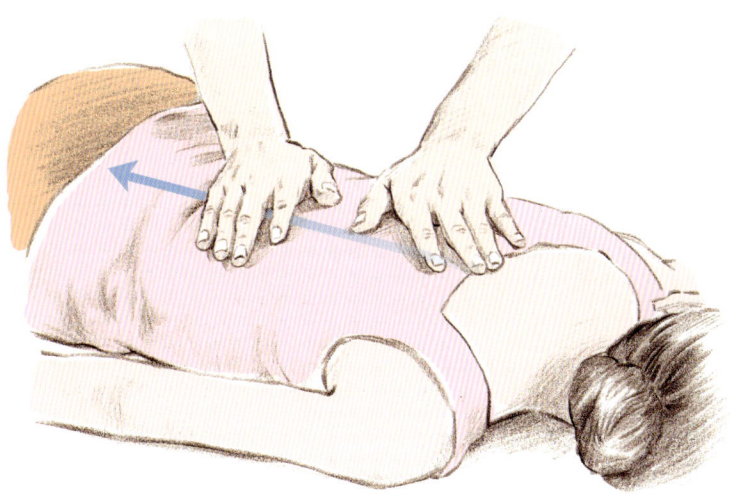

활공이 끝난 다음 쓸어내리는 것은 풀어 준 경락들을 서로 연결해 주고 몸에 남아 있는 좋지 않은 기를 쓸어 내리기 위함입니다.

이제, 등 뒷면이 다 끝난거군요.

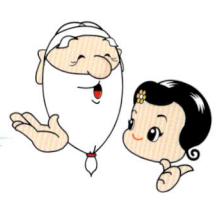

척추의 구성

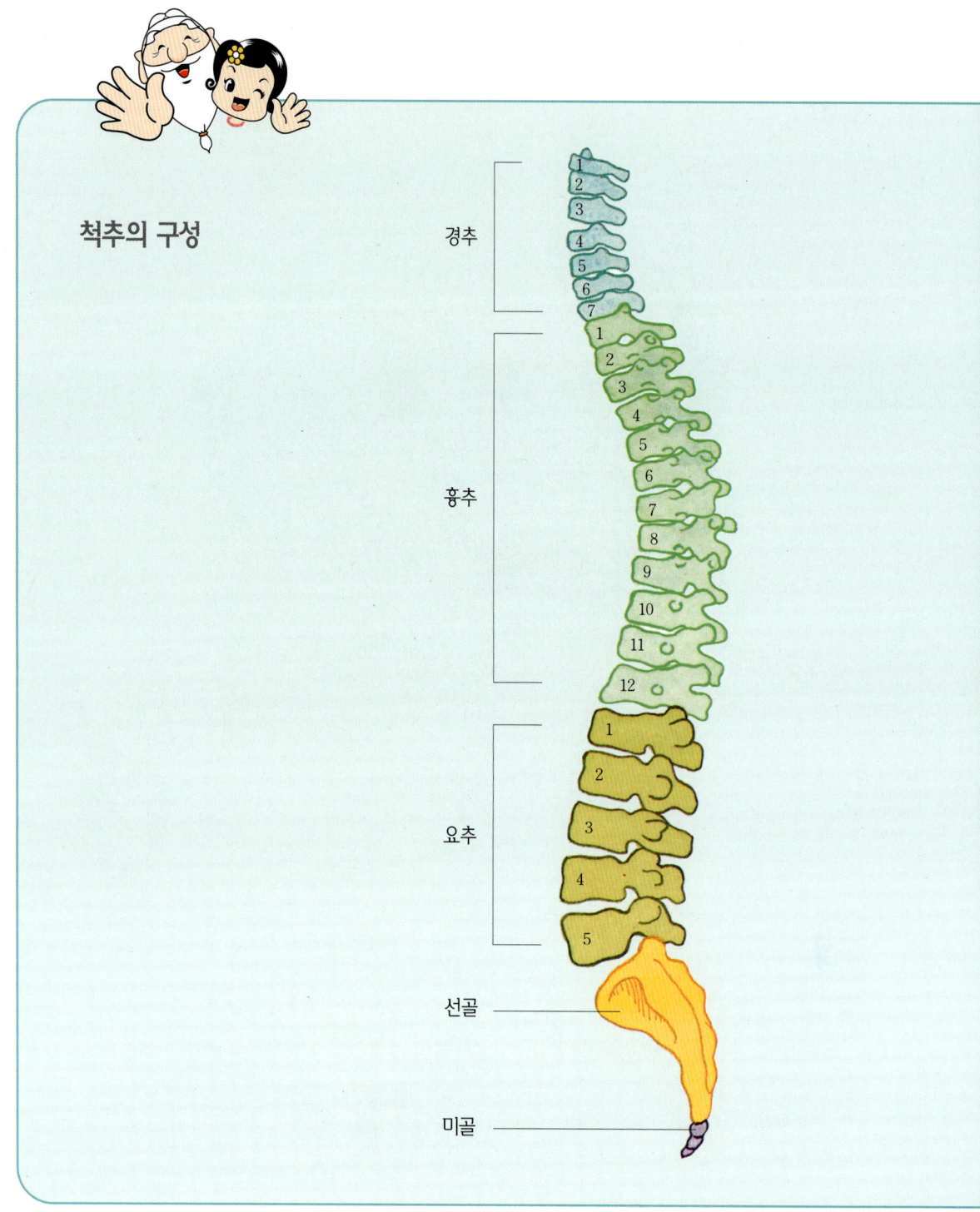

각 척추에 이상이 생겼을 때 나타나는 현상들

- 경추 1~3   아문   - 언어장애, 시력저하, 뒷머리 아프고 묵직함
- 경추 3~7   천주   - 두통, 후두통, 후두신경통, 시력장애, 청력장애, 오십견

- 흉추 1   대추   - 감각마비, 치질, 천식, 두드러기, 편도염, 팔 근육통
- 흉추 2   풍문   - 감기, 불면증, 후두신경통, 차멀미, 빈혈
- 흉추 3   폐유   - 기침, 천식, 두드러기, 어깨 굳어짐
- 흉추 4   궐음유 - 냉증, 심장병, 기억력 감퇴, 불안감
- 흉추 5   신도   - 상기증, 협심증, 불안, 심장병
- 흉추 6   영대   - 천식, 기관지염, 불안, 협심증
- 흉추 7   지양   - 두통, 편두통, 불면증, 위산과다, 위하수
- 흉추 8   격유   - 불면증, 복통, 겨드랑이 통증, 위통
- 흉추 9   간유   - 불면증, 멀미, 위장병, 두드러기, 천식, 발의 부종
- 흉추 10   담유   - 위장병, 만성 담낭염
- 흉추 11   비유   - 만성 위장병, 당뇨병, 빈혈, 식욕부진, 피부병
- 흉추 12   위유   - 구토증, 위약증, 피부병

- 요추 1   삼초유 - 정력감퇴, 요통, 치질, 피부염
- 요추 2, 3 명문   - 요통, 생리불순, 귀울림
- 요추 4   대장유 - 요통, 대장염, 변비, 설사, 두드러기, 신경통
- 요추 5   요양관 - 방광염, 냉증, 요통, 좌골신경통

- 선골 위   소장유 - 성기능장애, 아랫배 통증, 발이 붓는 현상
- 선골 아래 방광유 - 방광염, 자궁암, 만성 난소병

※ 색상별 박스 안은 각 척추에 해당되는 혈자리 이름입니다.

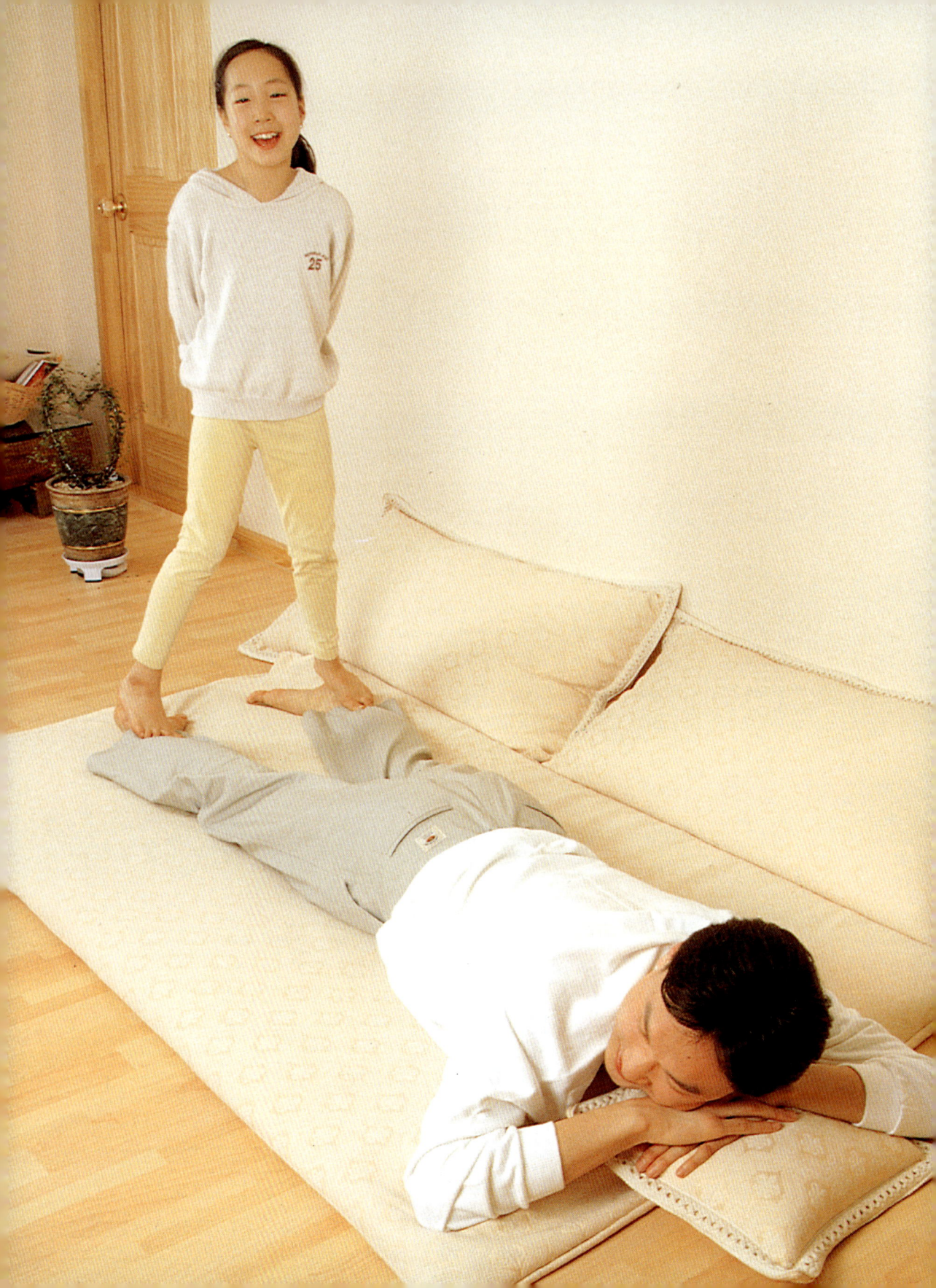

제 5 장

다리 뒷부분

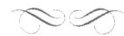

1. 발바닥 누르기

2. 발목 흔들기

3. 장딴지 풀어 주기

4. 허벅지 풀어 주기

5. 무릎 들어 주고 허벅지 눌러 주기

6. 허벅지 비비고 눌러 주기

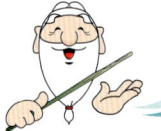

다리는 인체를 지지하는 받침대 역할을 합니다. 피로해지기 쉬운 곳이지요! 다리 활공만 잘 해도 피로가 씻은듯이 달아납니다.

우리는 다리로 온몸을 지탱하면서 걸어다닌다. 골반에서부터 허벅지까지는 두꺼운 근육으로 강하게 지탱하고 있고, 베어링에 해당하는 무릎 관절이 전후 좌우로 움직일 수 있게 해 준다. 다리, 특히 발은 우리 몸의 아래쪽에 있기 때문에 피로가 쌓이기 쉬우며 운동부족으로 인해 다리의 힘이 떨어질 경우 무릎이나 허리에 통증이 생길 수 있다. 될 수 있는 한 많이 걸어다니고 허리에서 발끝으로 이어지는 기가 잘 흐르게 하는 것이 좋다. 다리 뒤쪽의 가운데 선을 중심으로 바깥쪽은 허리로부터 뻗어나온 방광경膀胱經이 흐르고 다리의 안쪽에는 신경腎經이 흐른다. 이 경락들은 신장과 관련되어 있어, 수기水氣를 실어나르고 신장을 보호하는 역할을 한다. 물은 생물의 근원이며 모든 생물은 물 없이는 살지 못한다. 따라서 신장의 기운인 수水 기운이 마르면 쉽게 피곤해지며 힘이 떨어진다.

등과 마찬가지로 다리 뒤쪽도 음과 양 중에 양의 성질을 가지고 있다. 다리는 두터운 근육들이 잘 발달되어 있고 피하지방도 많은 편이라 활공 하는 이는 다른 곳보다 많은 힘을 주어 막힌 경락을 열어야 쌓인 피로를 잘 풀 수 있다. 따라서 손바닥을 주로 사용하게 되며 때에 따라 발로 밟아 주는 경우도 있다.

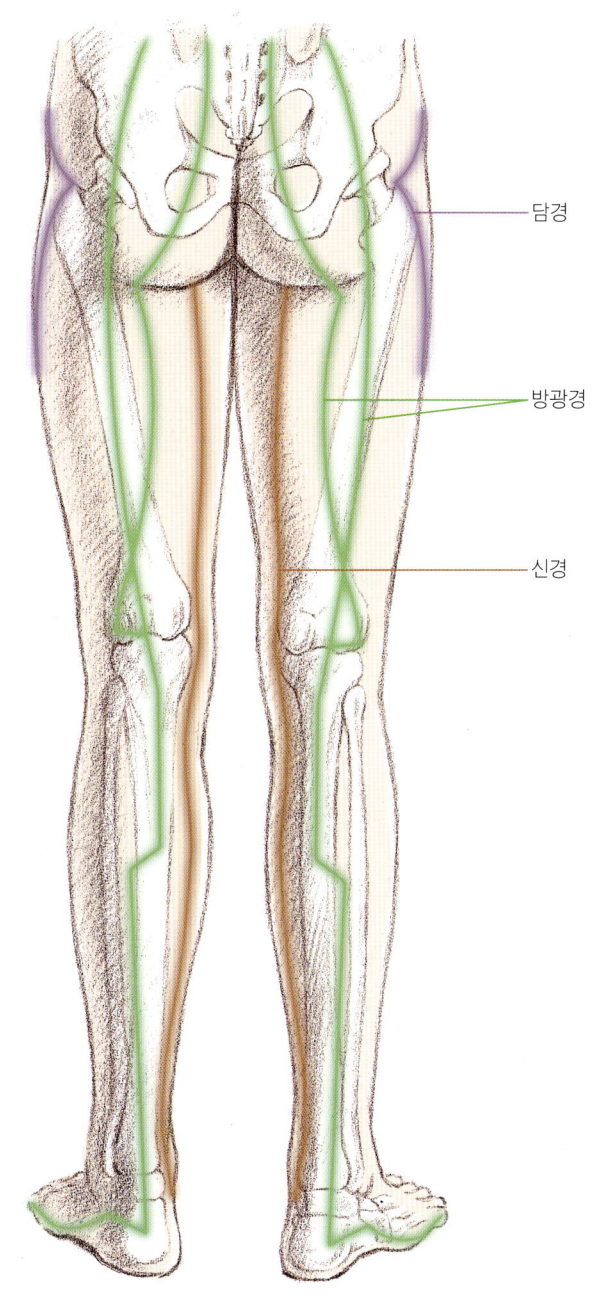

다리 뒷부분에 흐르는 경락

1. 발바닥 누르기

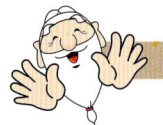
만질 때
발로 밟아 주기, 주먹으로 두드리기

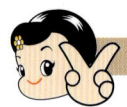
효과
발바닥은 인체의 경혈이 집중된 곳이라 모든 증상의 해소에 효과가 있다. 특히 피로회복에 탁월하다.

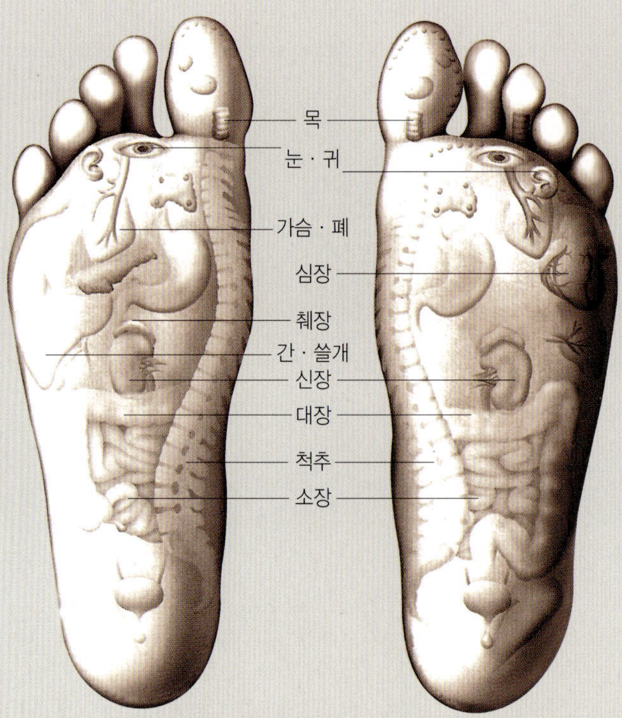

목
눈·귀
가슴·폐
심장
췌장
간·쓸개
신장
대장
척추
소장

오른발　　왼발

발과 인체 기관의 상응점

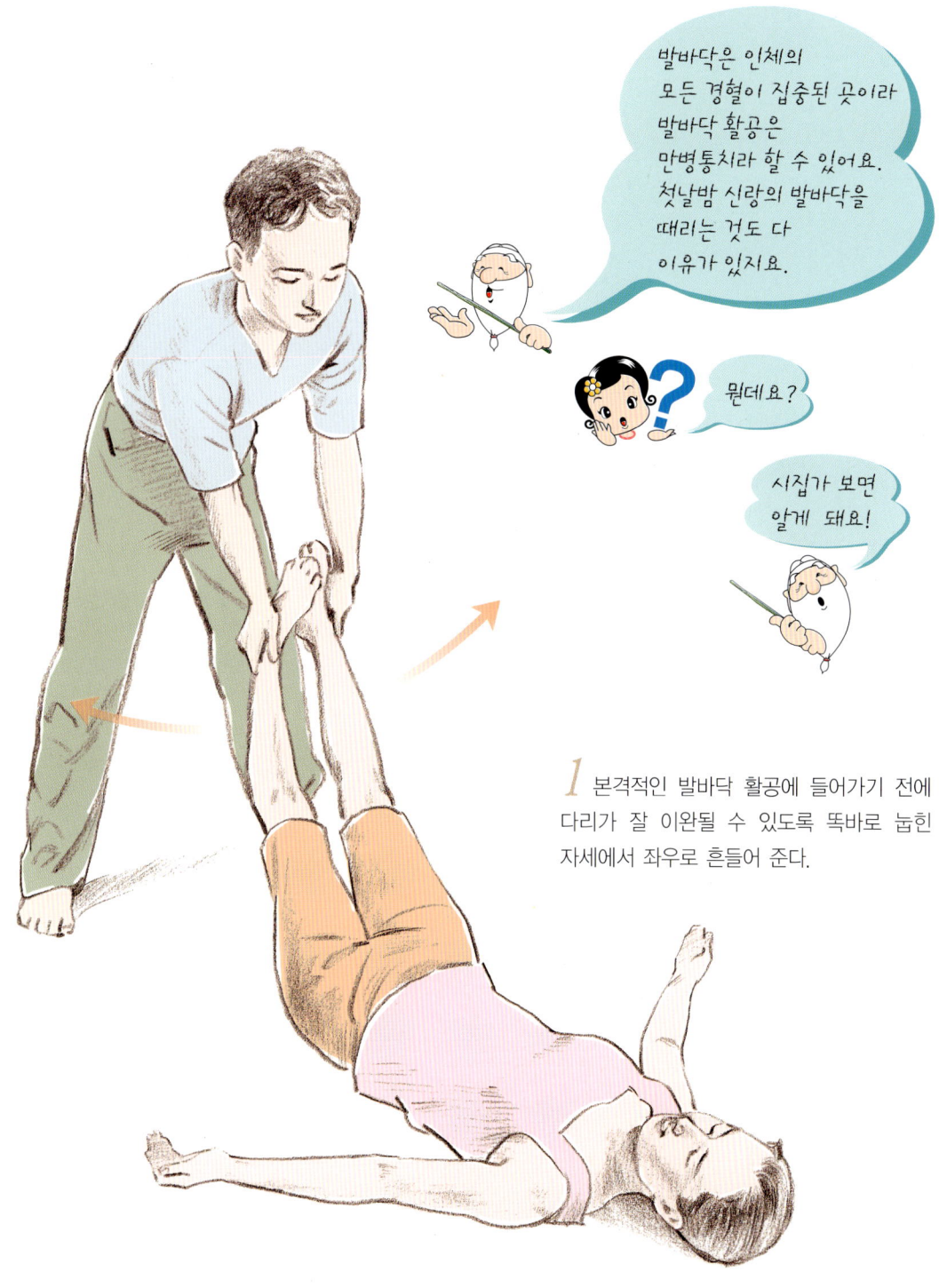

1 본격적인 발바닥 활공에 들어가기 전에 다리가 잘 이완될 수 있도록 똑바로 눕힌 자세에서 좌우로 흔들어 준다.

발바닥 누르기 83

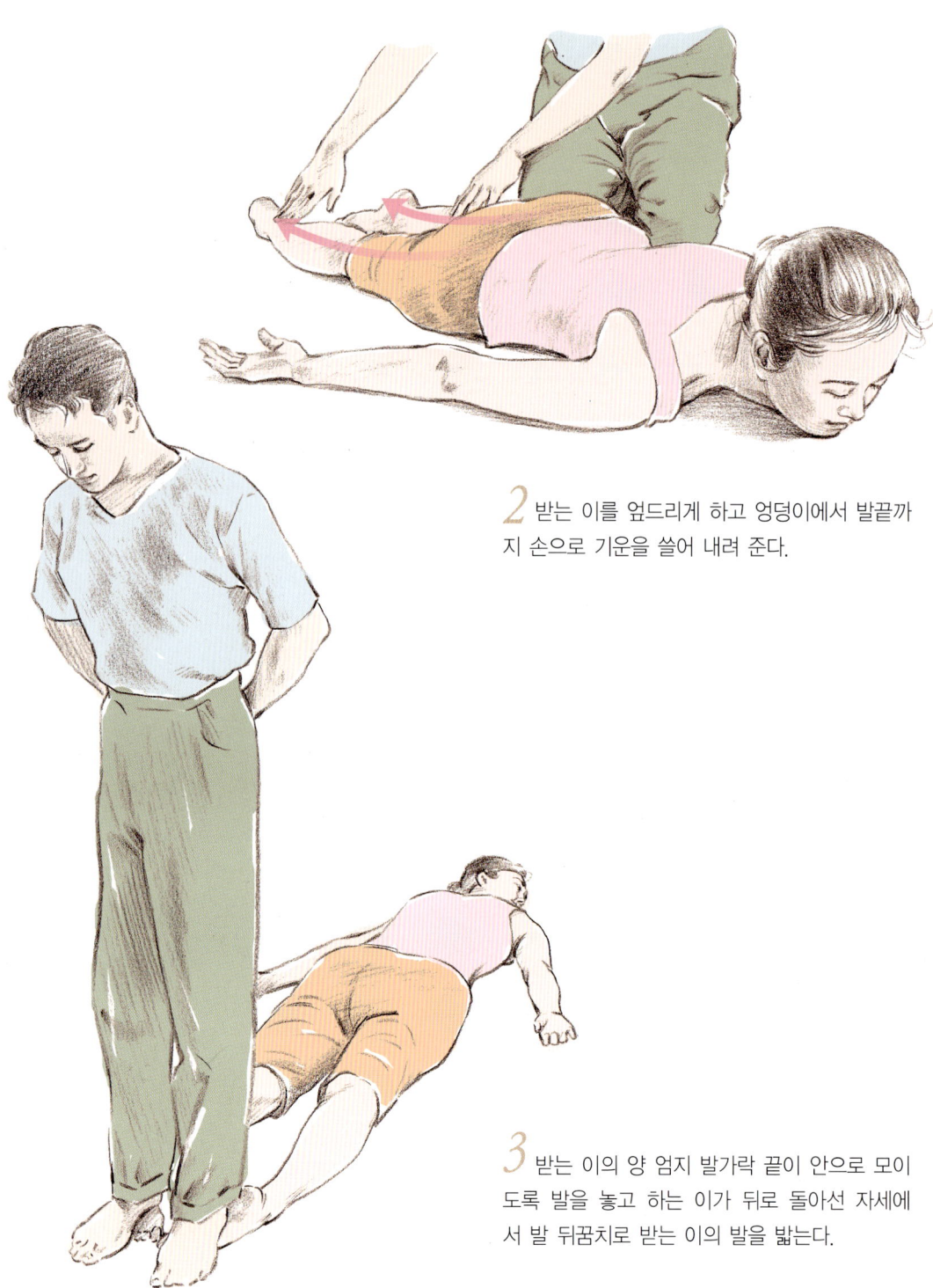

2 받는 이를 엎드리게 하고 엉덩이에서 발끝까지 손으로 기운을 쓸어 내려 준다.

3 받는 이의 양 엄지 발가락 끝이 안으로 모이도록 발을 놓고 하는 이가 뒤로 돌아선 자세에서 발 뒤꿈치로 받는 이의 발을 밟는다.

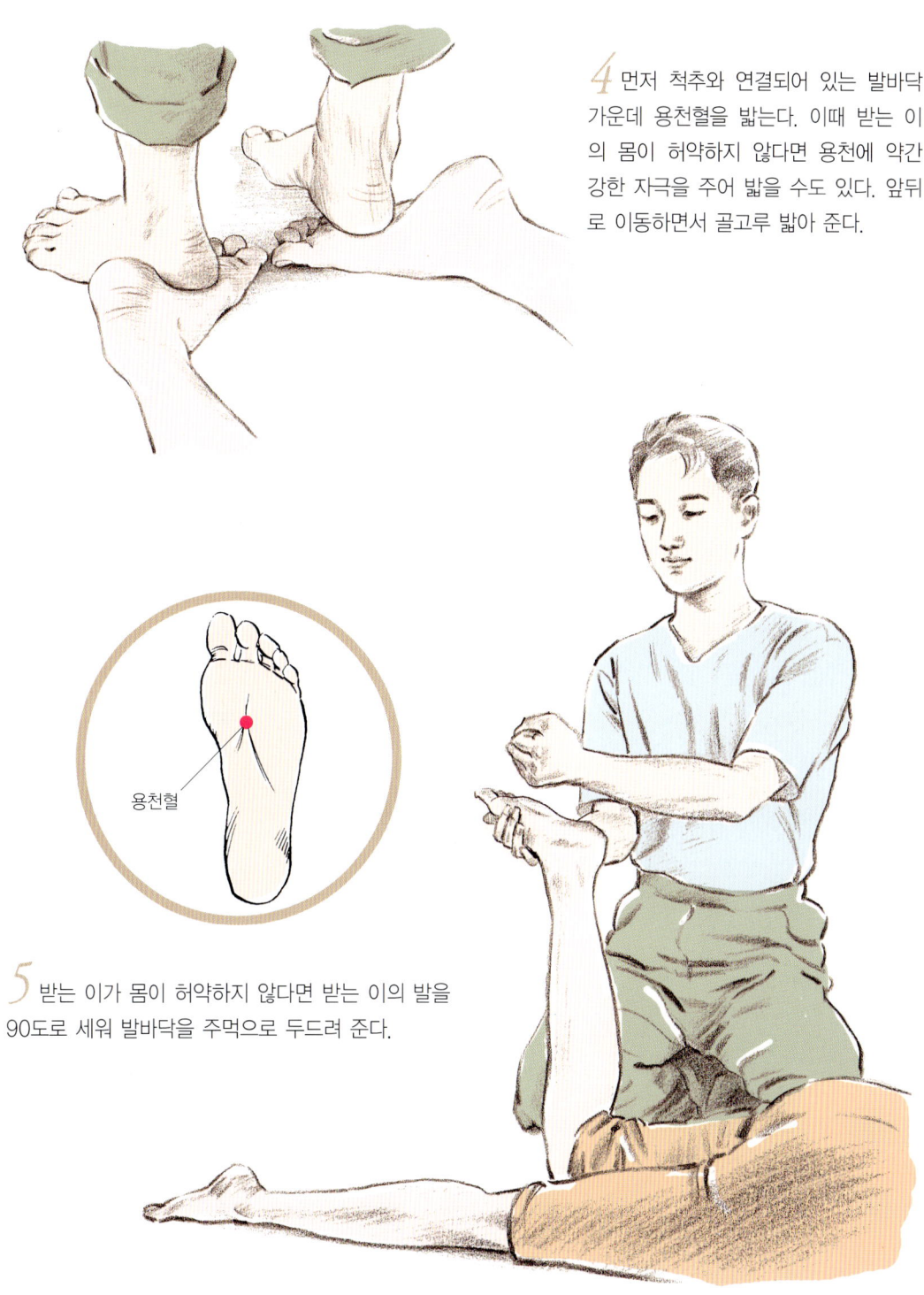

4 먼저 척추와 연결되어 있는 발바닥 가운데 용천혈을 밟는다. 이때 받는 이의 몸이 허약하지 않다면 용천에 약간 강한 자극을 주어 밟을 수도 있다. 앞뒤로 이동하면서 골고루 밟아 준다.

용천혈

5 받는 이가 몸이 허약하지 않다면 받는 이의 발을 90도로 세워 발바닥을 주먹으로 두드려 준다.

2. 발목 흔들기

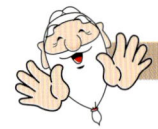

만질 때

손으로 잡고 누르며 흔들어 주기

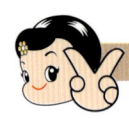

효과

등뼈를 강화시킨다. 방광경을 풀어 주어 소변을 잘 나오게 하고 생리통에도 효과가 있다. 목이 뻣뻣할 때도 좋다.

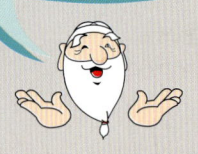

발목 흔들기는 방광경이 발끝으로 뻗어 나가는 부분을 풀어 줍니다. 곤륜혈은 발목과 아킬레스건 사이의 오목한 곳이죠.

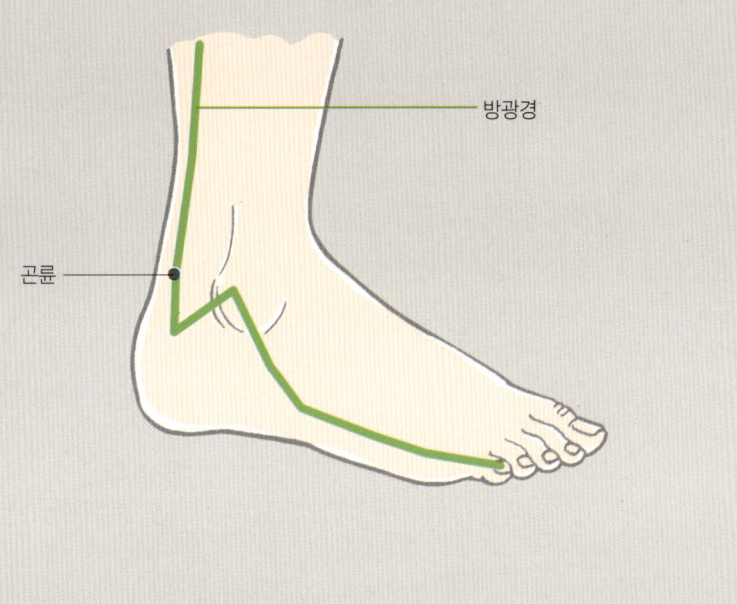

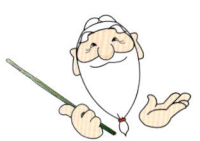

아킬레스건은 약하므로 너무 세게 누르지 않도록 주의합니다.

1 받는 이의 발쪽으로 가서 무릎을 꿇고 앉아 발목의 아킬레스건 부위를 손바닥으로 지그시 누르면서 흔들어 준다.

2 왼쪽 발목을 약 10초 간 하고 나서 오른쪽 발목도 같은 요령으로 흔들어 준다.

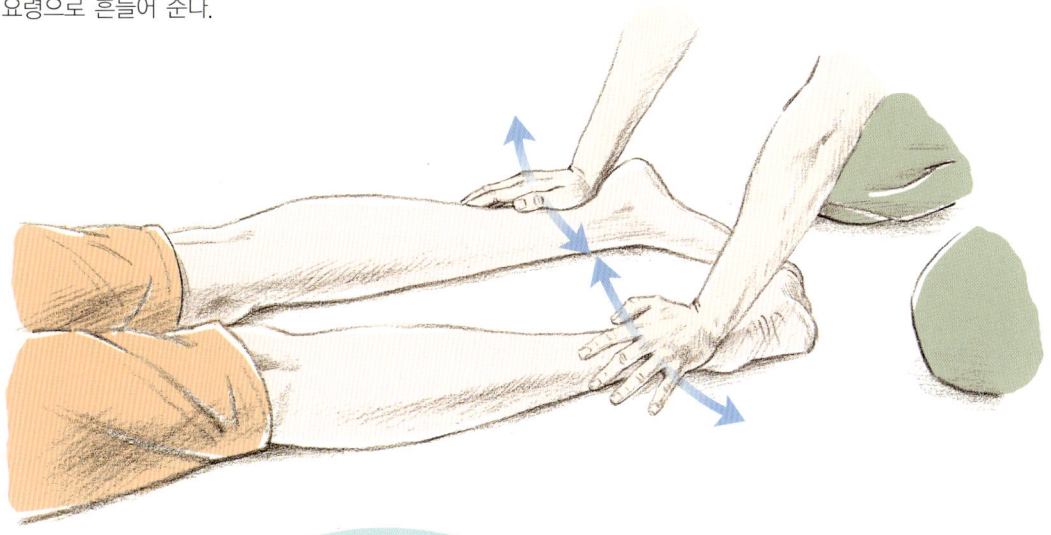

와! 이렇게 하니까 정말 시원하다. 이것 자체로도 훌륭한 활공이네요?

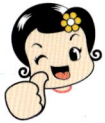

3. 장딴지 풀어 주기

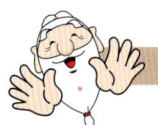
만질 때
엄지손가락으로 누르기

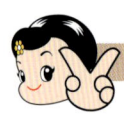
효과
다리나 허리가 아프거나 전신이 피로할 때 좋다. 생리통, 두통, 좌골신경통, 탈항 등에 좋다.

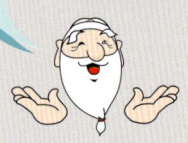
받는 이의 발목을 흔들어 보고 아직도 힘이 들어가 있다면 발목 흔들기를 몇 회 더 해 주는 게 좋습니다.

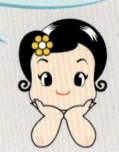
몸이 충분히 풀린 상태에서 하는 게 좋군요.

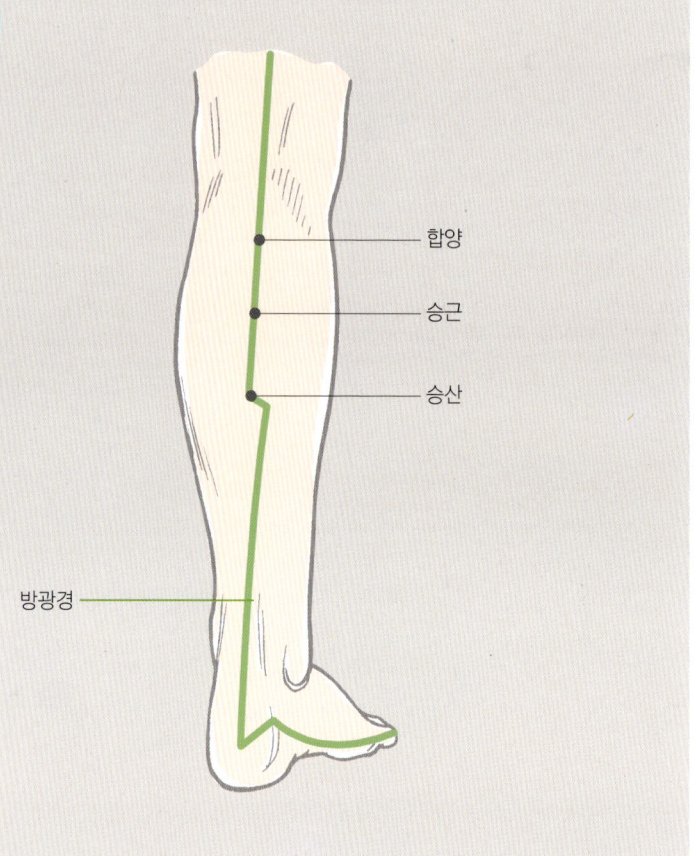

- 합양
- 승근
- 승산
- 방광경

1 발목을 흔들어 준 후 종아리에 손바닥을 갖다 댄다.

2 손바닥 아래쪽 부분으로 돌려가면서 장딴지를 풀어 준다.

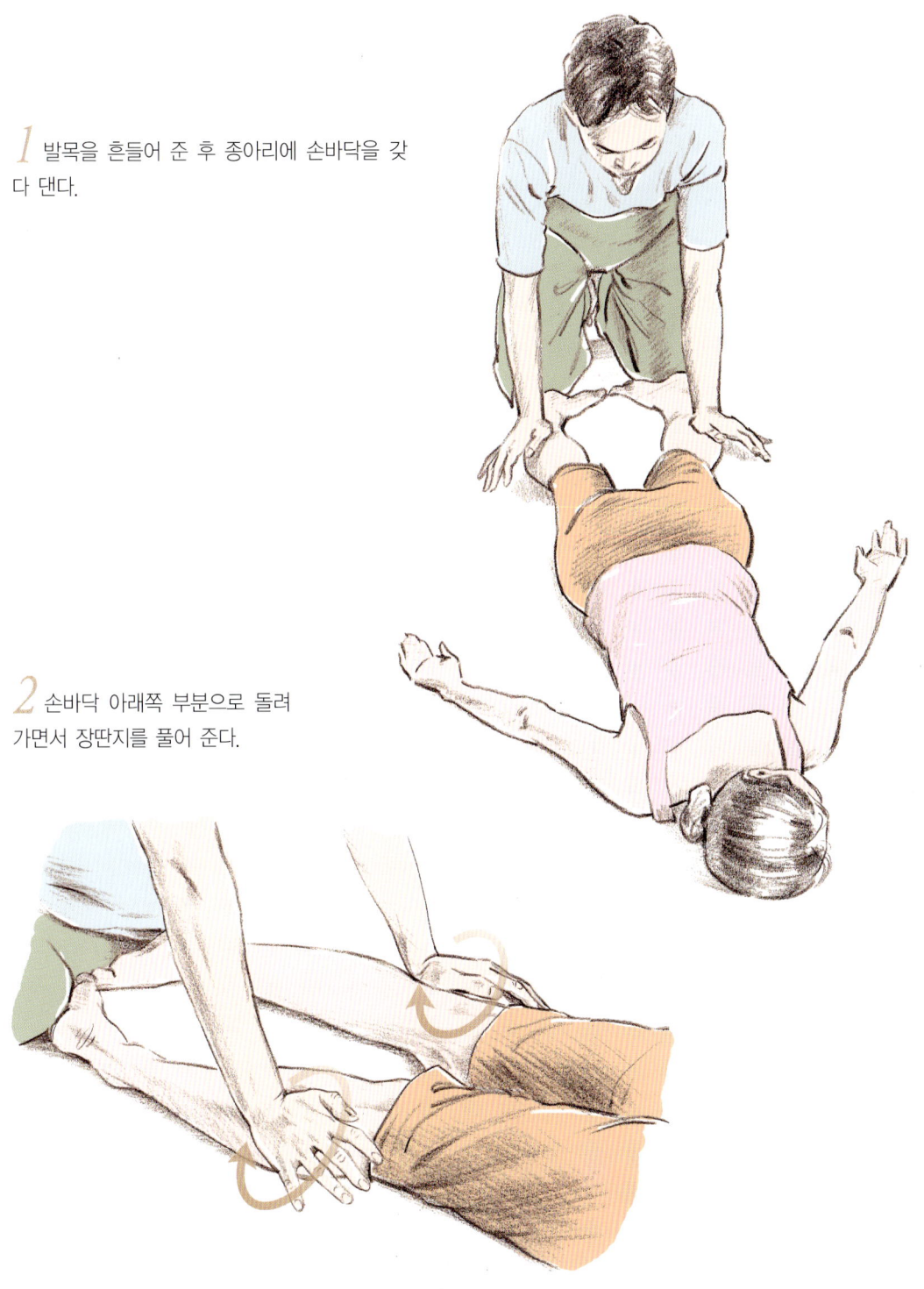

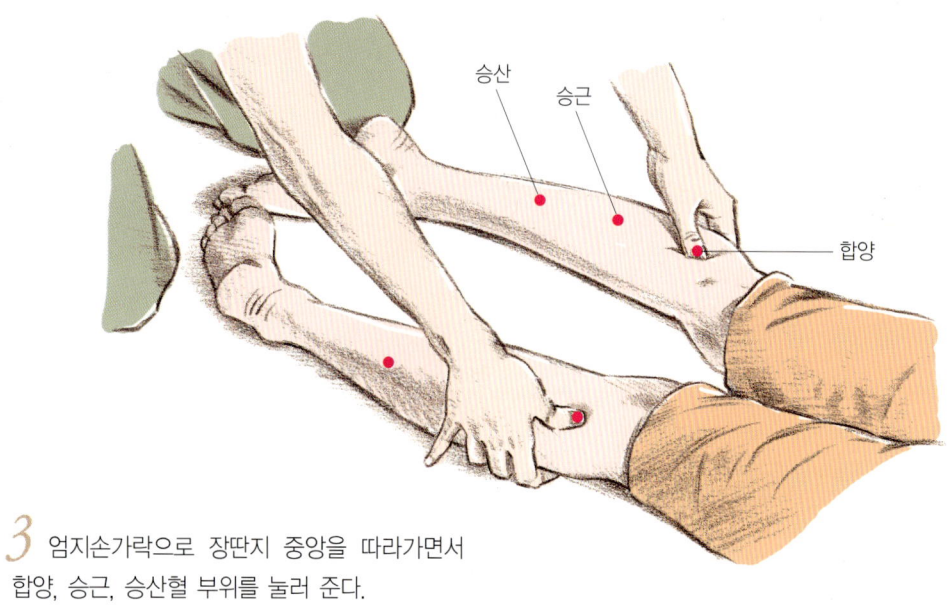

3 엄지손가락으로 장딴지 중앙을 따라가면서 합양, 승근, 승산혈 부위를 눌러 준다.

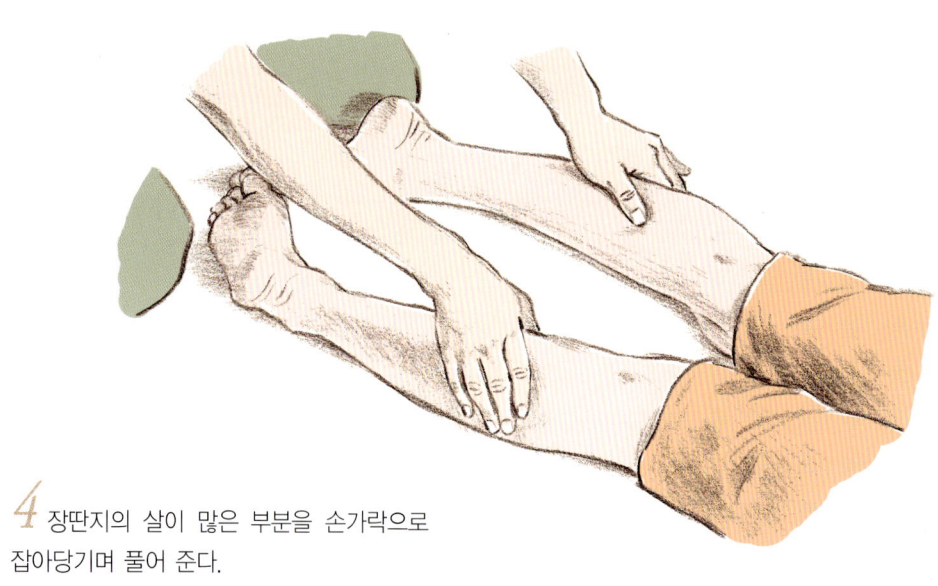

4 장딴지의 살이 많은 부분을 손가락으로 잡아당기며 풀어 준다.

4. 허벅지 풀어 주기

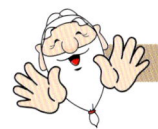
만질 때
손바닥으로 누르기

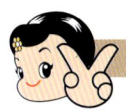
효과
좌골신경통, 피로회복, 손발 부을 때, 허리와 다리 통증, 운동부족으로 인한 갱년기장애에 좋다.

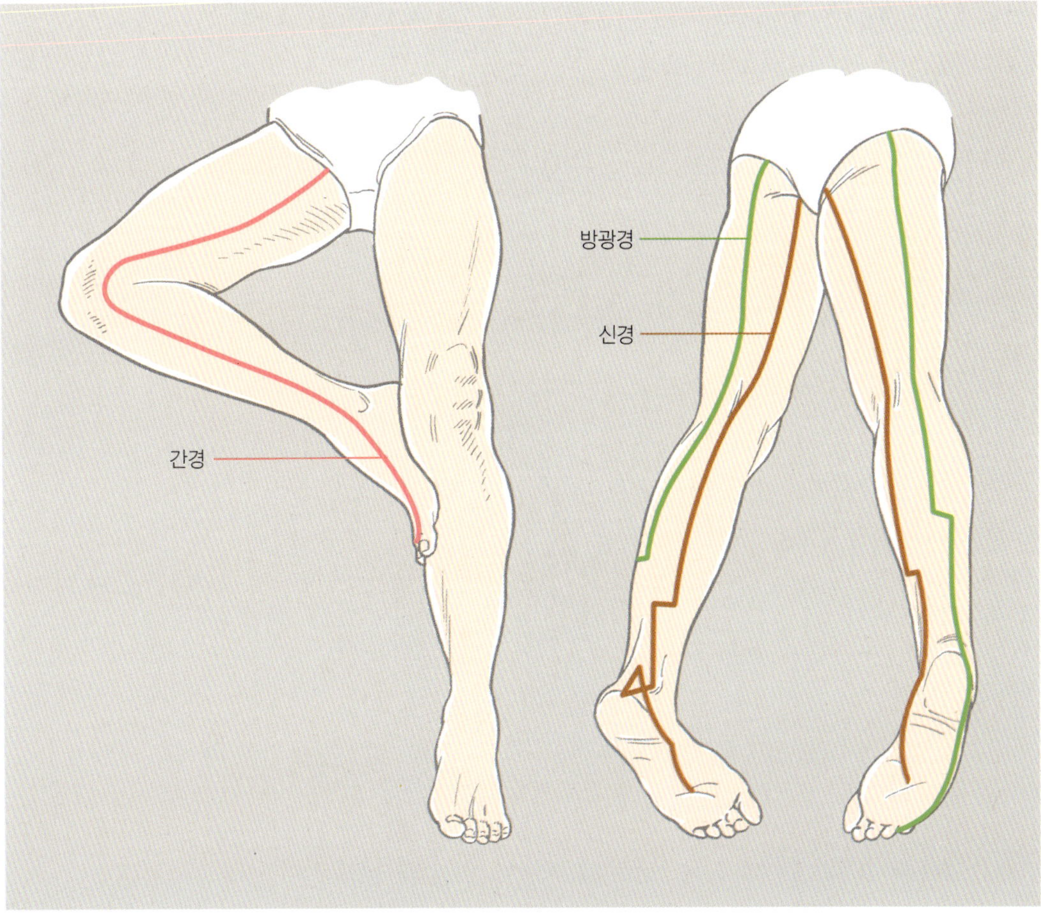

간경

방광경

신경

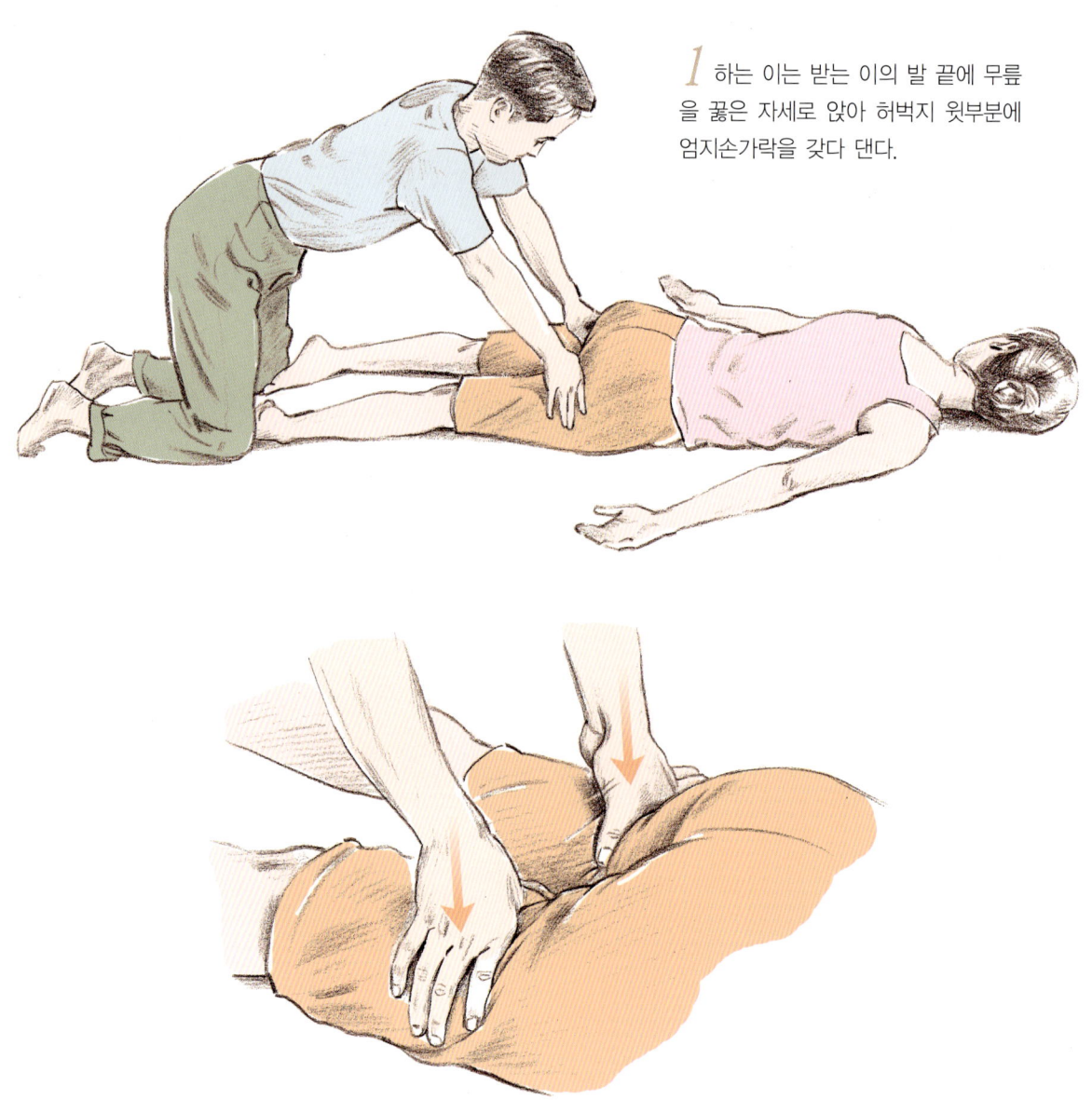

1 하는 이는 받는 이의 발 끝에 무릎을 꿇은 자세로 앉아 허벅지 윗부분에 엄지손가락을 갖다 댄다.

2 양 손바닥으로 양쪽 엉덩이 아래 부분을 지그시 누른다. 이때 상체의 무게를 실어 누르는 것이 요령이다.

3 둔부 아래쪽에서부터 발목 뒷꿈치까지 체중을 실어 꾹꾹 눌러 주며 다리를 이완시킨다.

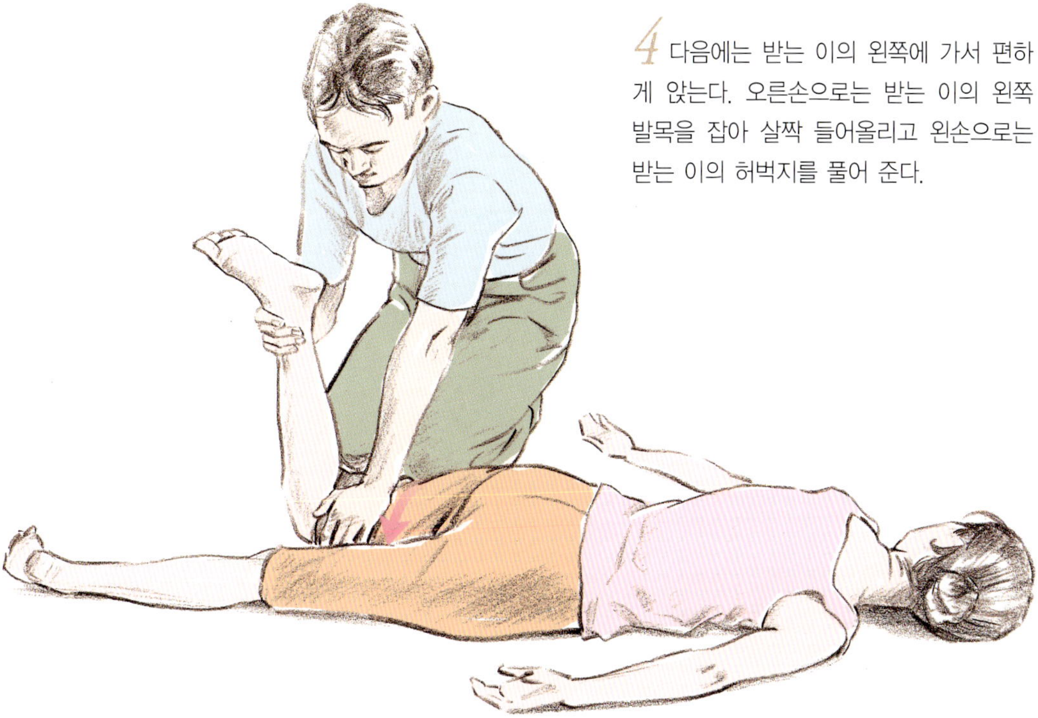

4 다음에는 받는 이의 왼쪽에 가서 편하게 앉는다. 오른손으로는 받는 이의 왼쪽 발목을 잡아 살짝 들어올리고 왼손으로는 받는 이의 허벅지를 풀어 준다.

5 허벅지 바깥쪽 근육을 손바닥으로 미끄러지듯 밀면서 풀어 준다.

6 다음에는 받는 이의 오른쪽으로 가서 오른쪽 발목을 잡고 반대편에서 앞의 동작을 반복한다.

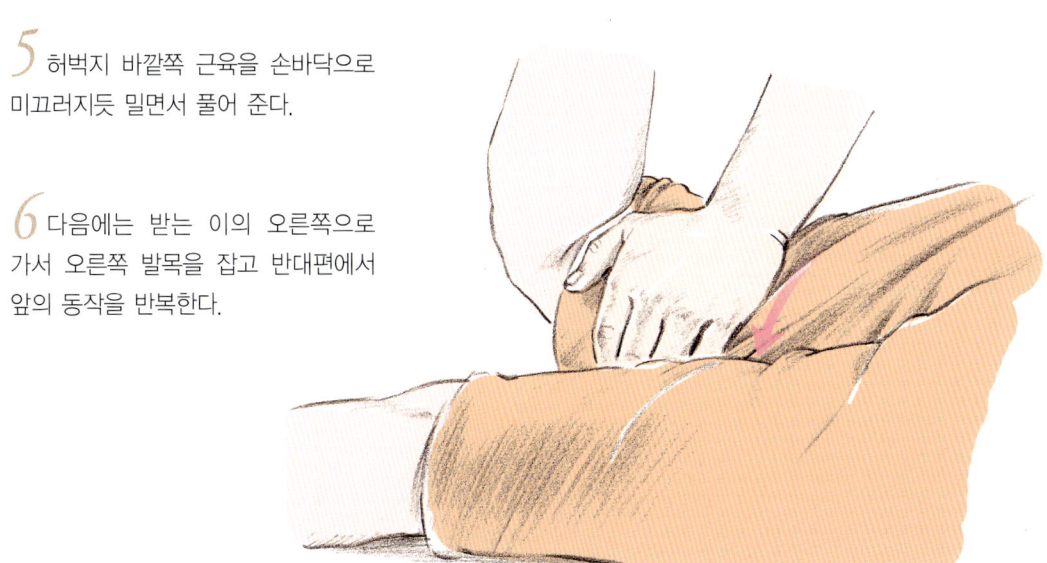

5. 무릎 들어 주고 허벅지 눌러 주기

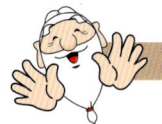
만질 때
엄지손가락으로 눌러 주기

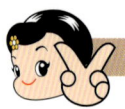
효과
하체로 피가 잘 돌게 하여 피로회복에 좋다. 다리는 물론이고 허리가 아플 때 허리와 함께 눌러 주면 좋다.

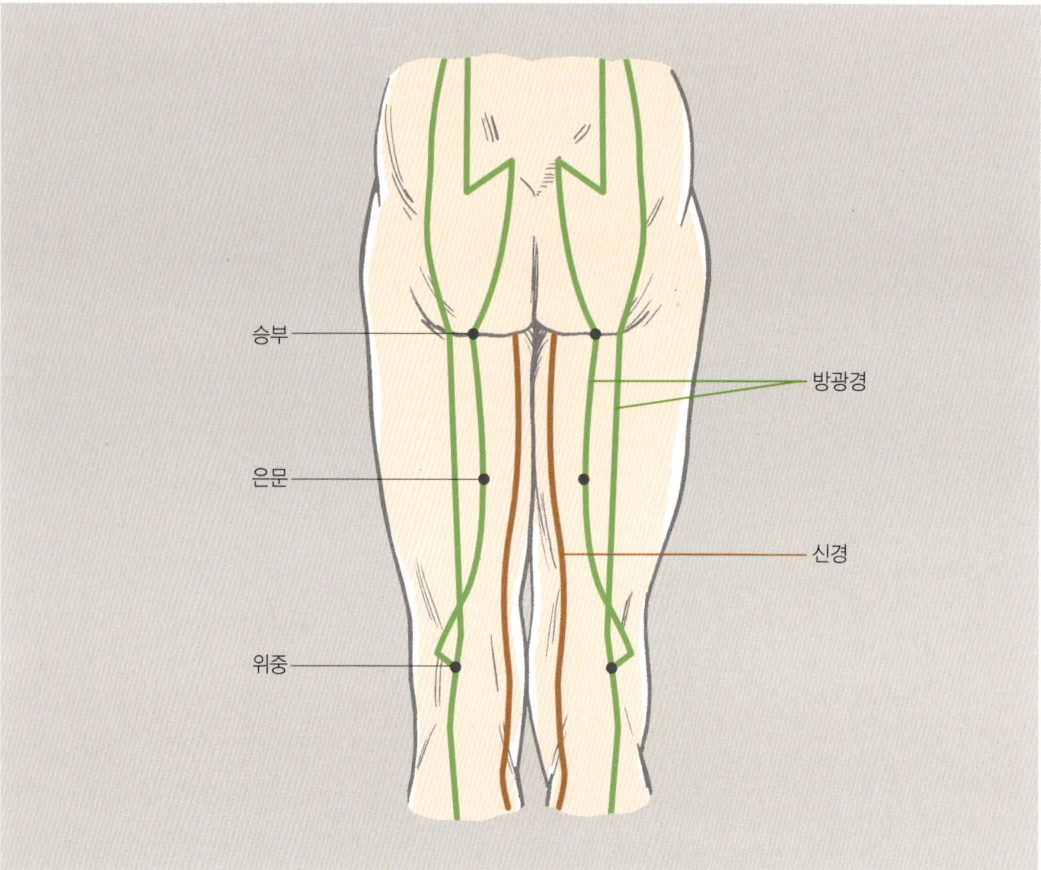

승부
은문
위중
방광경
신경

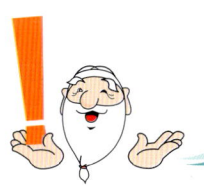

하는 이가 자리를 옮길 때는 도둑고양이처럼 살금살금 하는 게 좋아요.

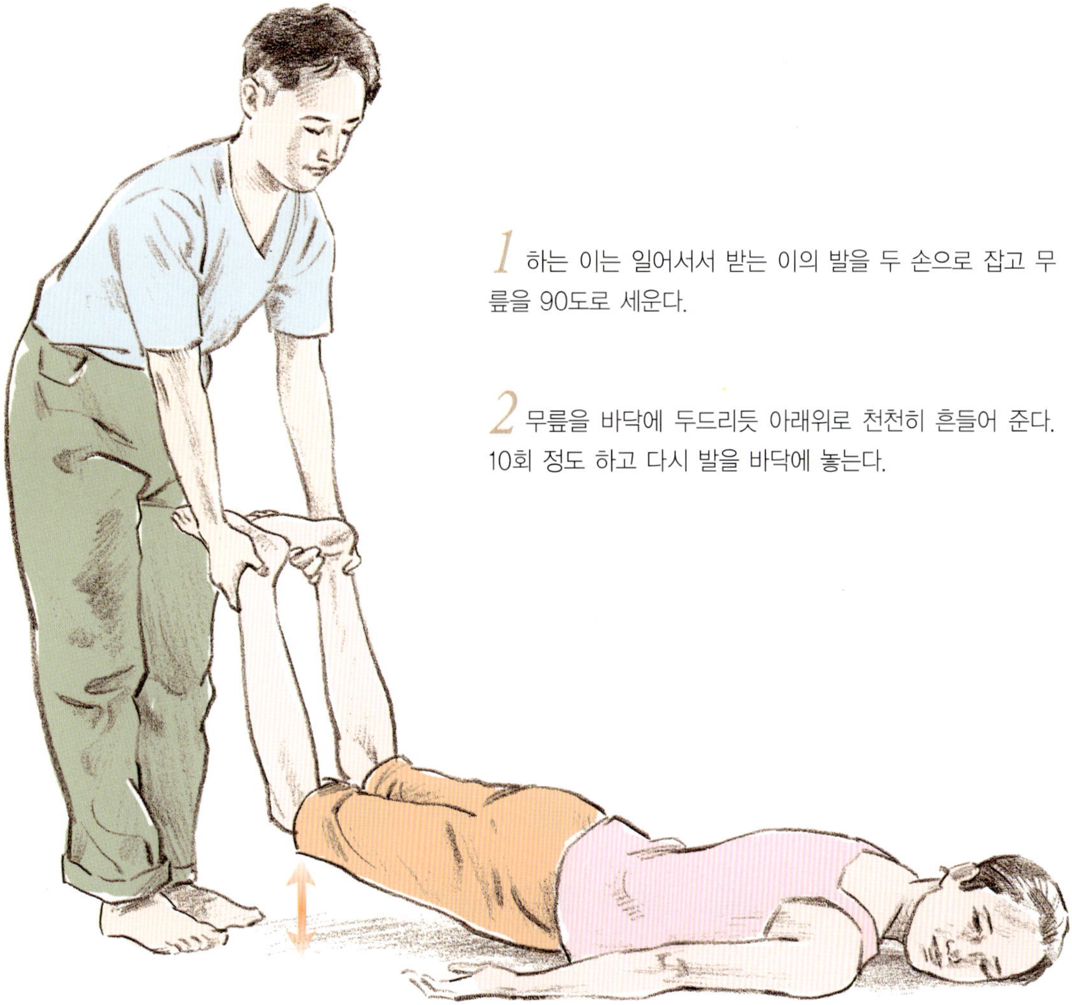

1 하는 이는 일어서서 받는 이의 발을 두 손으로 잡고 무릎을 90도로 세운다.

2 무릎을 바닥에 두드리듯 아래위로 천천히 흔들어 준다. 10회 정도 하고 다시 발을 바닥에 놓는다.

3 하는 이는 받는 이의 왼쪽 옆에 무릎을 꿇고 앉는다.

4 양 손 엄지로 엉치 끝에서 무릎 뒤쪽까지 일직선으로 세 군데(승부, 은문, 위중)를 눌러 준다.

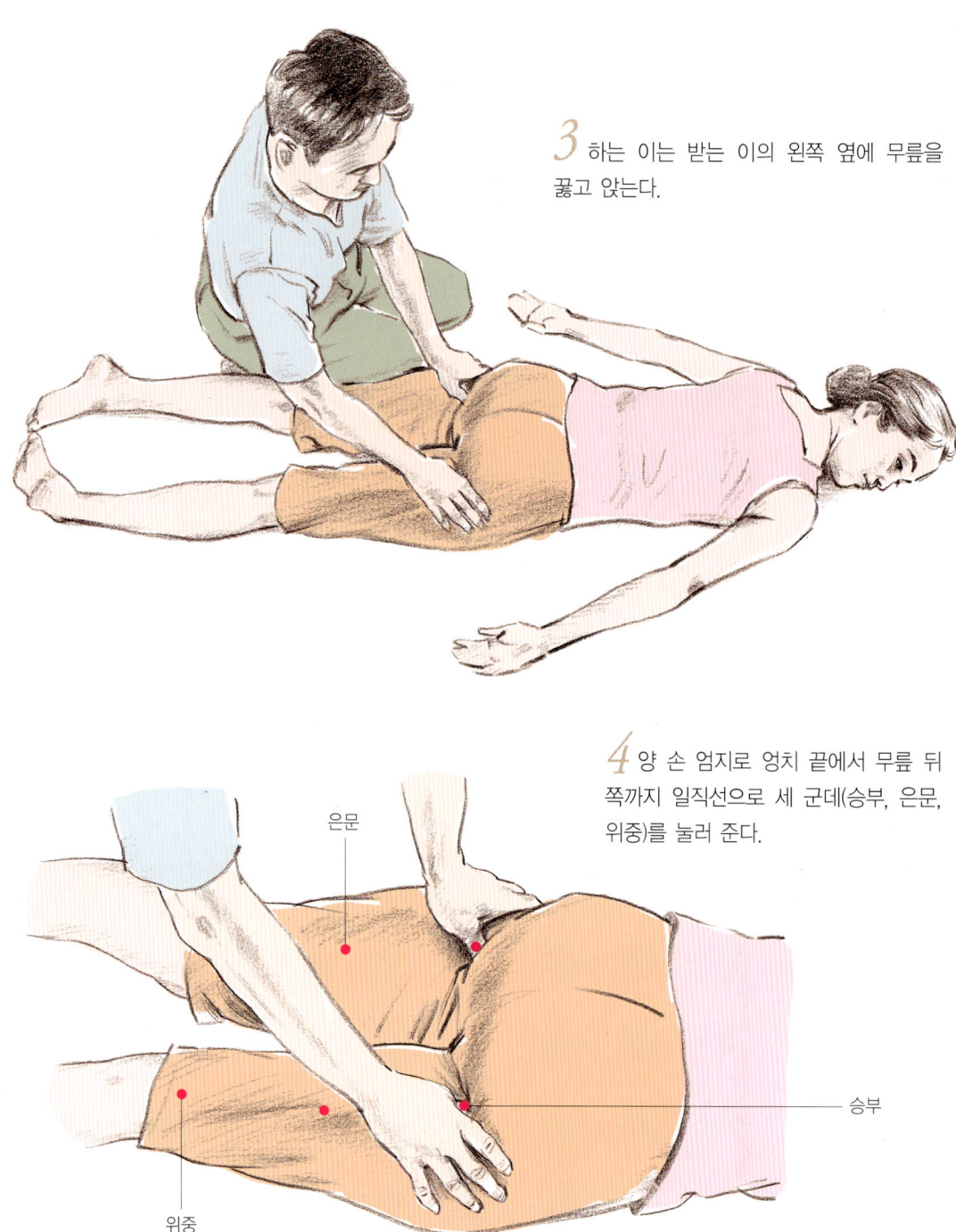

은문

승부

위중

6. 허벅지 비비고 눌러 주기

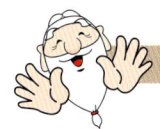
만질 때

손바닥으로 누르며 흔들어 주기

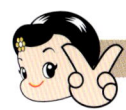
효과

신장에 해당되는 신경과 담경, 간경을 자극함으로써 성기능과 관련된 질환, 요통, 현기증, 귀울림, 피로회복, 구토 등에 효과가 있다.

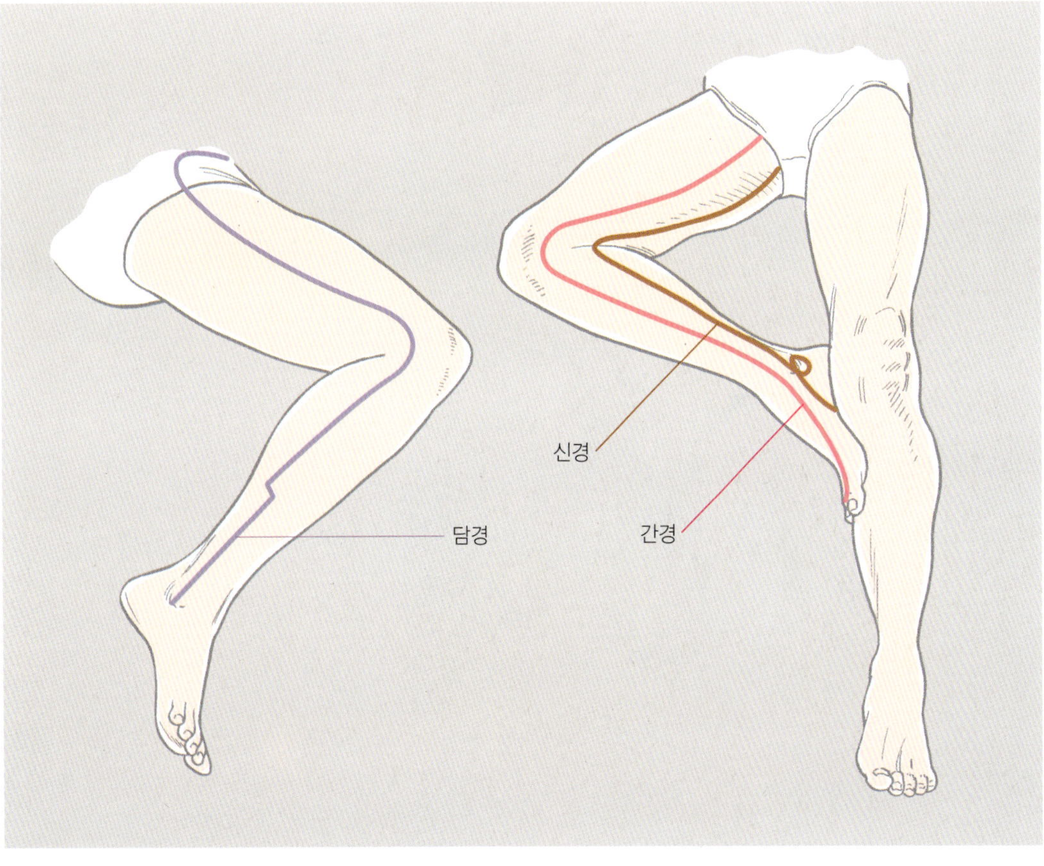

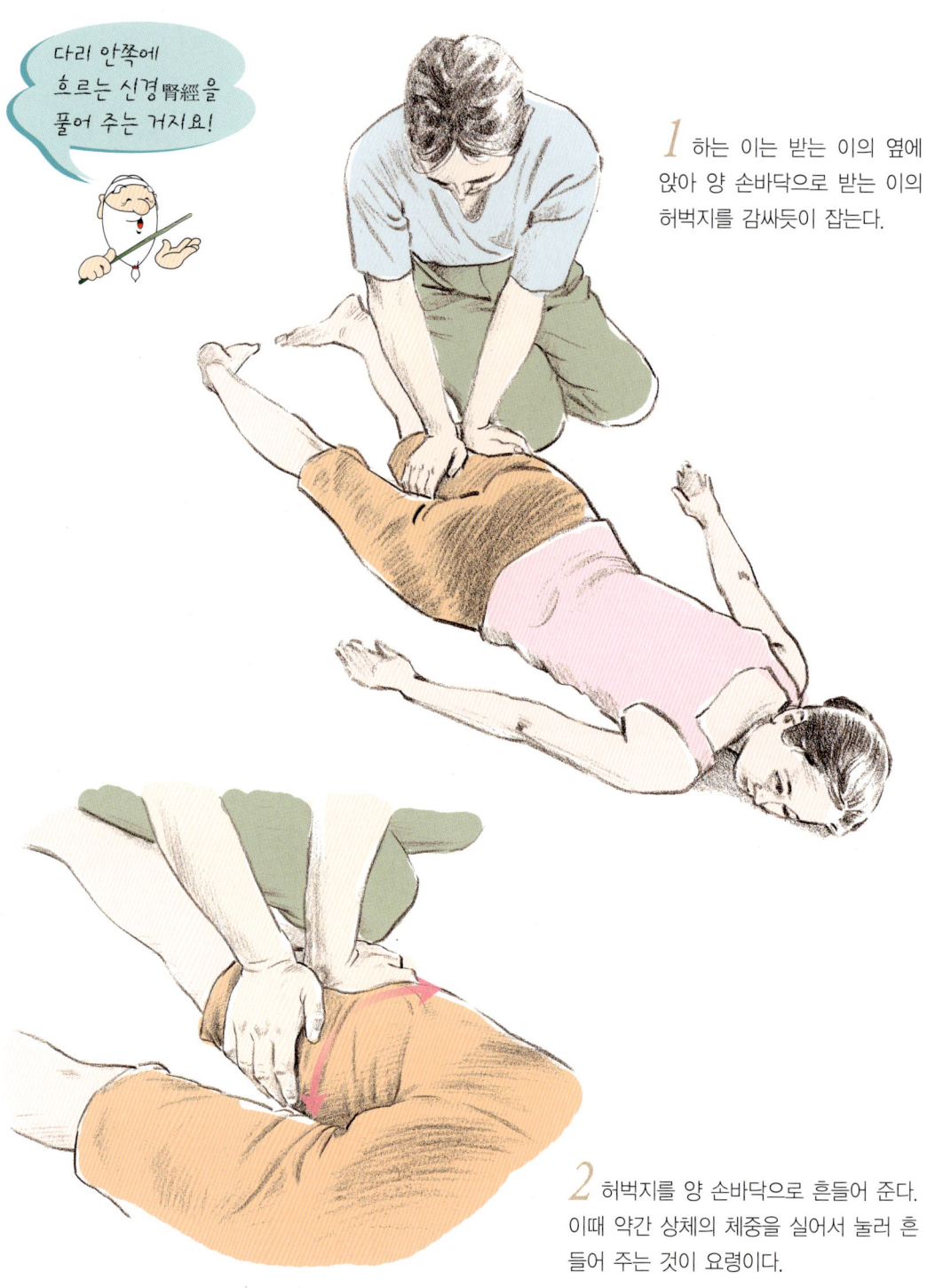

다리 안쪽에 흐르는 신경腎經을 풀어 주는 거지요!

1 하는 이는 받는 이의 옆에 앉아 양 손바닥으로 받는 이의 허벅지를 감싸듯이 잡는다.

2 허벅지를 양 손바닥으로 흔들어 준다. 이때 약간 상체의 체중을 실어서 눌러 흔들어 주는 것이 요령이다.

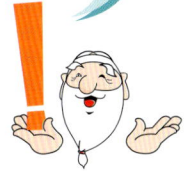

활공 마무리로 두드릴 때는 아래와 같은 요령으로!

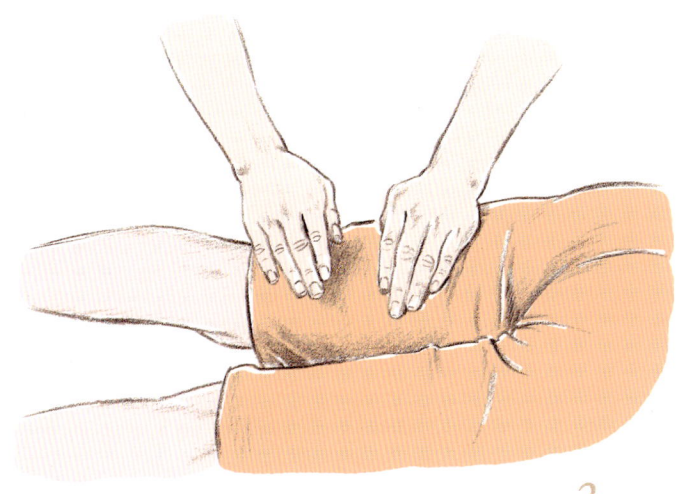

3 허벅지 뒷부분을 두드리고 쓸어서 마무리한다.

4 곰발바닥으로 벌통을 치듯이 손바닥을 약간 오므린 상태로 두드린다. 소리는 크지만 살갗이 아프지 않게 두드린다.

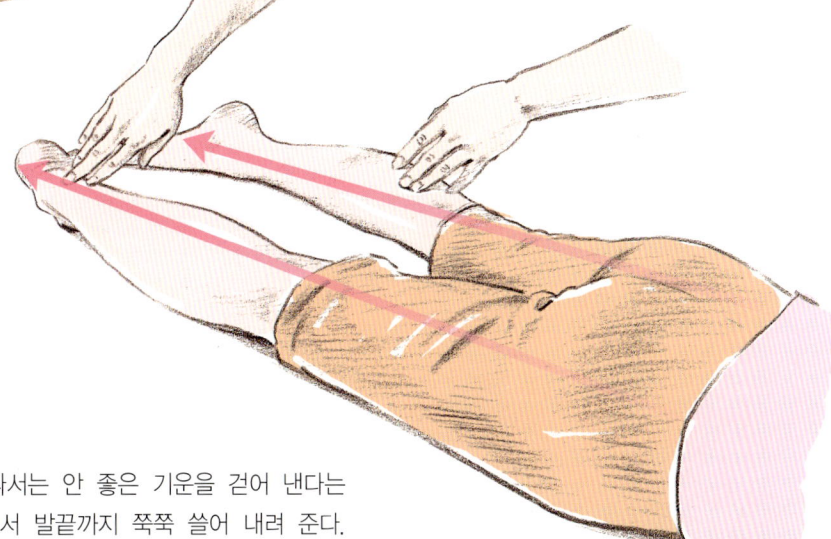

5 두드려 주고 나서는 안 좋은 기운을 걷어 낸다는 마음으로 허벅지에서 발끝까지 쭉쭉 쓸어 내려 준다. 다시 두드리고 쓸어 주고를 반복한다.

허벅지 비비고 눌러 주기

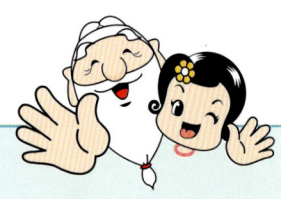

부부 간의 금슬을 회복하는 사랑 업그레이드 활공법

1. 블루스 마사지

    편안하고 로맨틱한 음악을 틀어 놓고 블루스를 춘다. 은은한 조명과 향수가 있으면 금상첨화이다. 서로를 꼭 껴안은 채 서로를 만져 주며 10~20분 추다 보면 전신의 피로가 확 풀린다.

2. 발기부전과 여성불감증에 좋은 활공

    한 사람은 눕고 한 사람은 옆에 앉아, 손바닥으로 치골 양 옆 볼록 튀어나온 엉덩이 뼈의 1인치 안쪽(오추)에서부터 배꼽 아래 3인치 정도(관원)까지를 손바닥으로 오가며 눌러 준다.

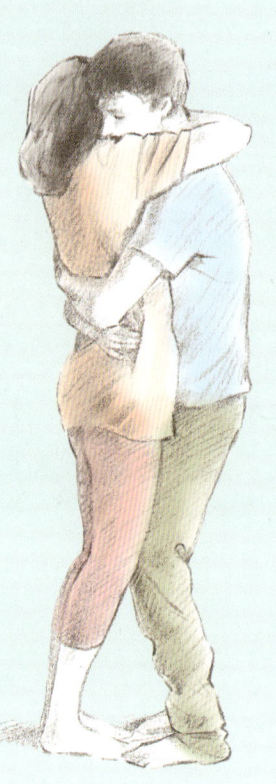

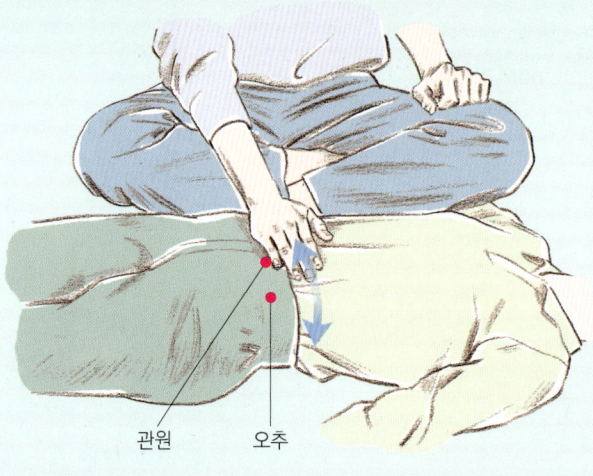

관원   오추

3. 항문조이기

항문조이기는 우리 몸의 모든 경락 흐름을 조절하는 임맥과 독맥을 자극하는 수련이다. 항문을 수축하면 남성과 여성 생식기의 괄약근이 강해지며, 혈의 흐름을 원활하게 하고 에너지를 주며 스트레스에 강해진다.

1) 가부좌나 반가부좌 자세로 바닥에 앉는다. 또는 딱딱한 의자에 앉거나 똑바로 선다.
2) 배를 쭉 내밀면서 숨을 들이마시고, 동시에 아랫배에 힘을 줘 항문을 힘껏 오므린다.
3) 배를 오므리며 체내의 공기를 천천히 토해내고, 동시에 조였던 항문을 풀어 준다.
4) 3분 간 번갈아 가면서 반복한다. 아침, 점심, 저녁 하루 세 번 하면 더욱 좋다.

4. 기운 주고 받기

1) 서로 대칭이 되도록 바닥에 눕는다.
2) 다리를 들어올려 발바닥이 마주 닿도록 한다. 이때 무릎은 90도가 되도록 한다.
3) 숨을 들이마시면서 손바닥으로 하늘의 기운을 받고, 발바닥으로는 상대방의 기운을 받아들인다.
4) 이 자세가 익숙해지면 양 팔을 들어올려 손목을 90도로 꺾어 손바닥이 하늘로 오도록 한다.
5) 숨을 내쉴 때는 장심으로 좋지 않은 기운을 내보내고 용천으로는 상대방에게 기운을 준다.

※ 다리를 들어올린 자세가 힘들면 발바닥만 마주 대어도 좋다.

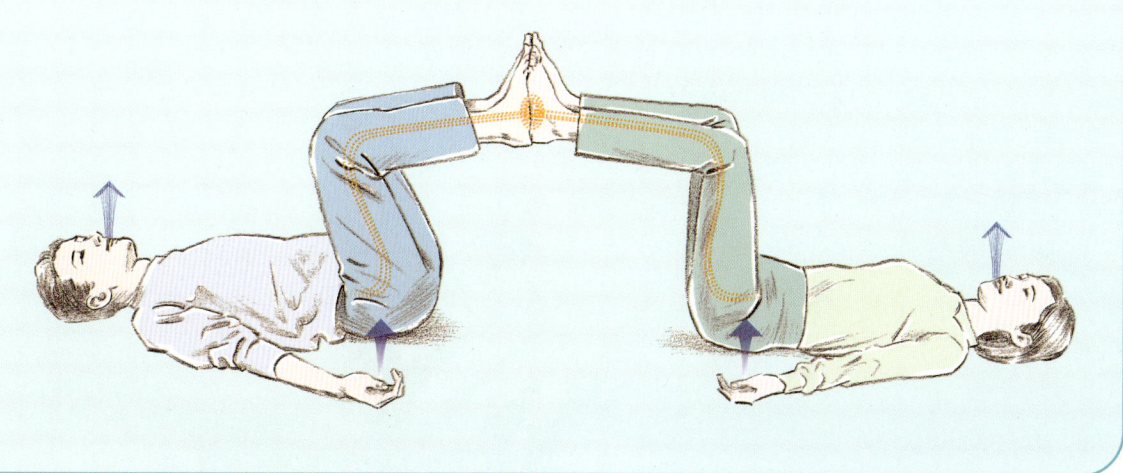

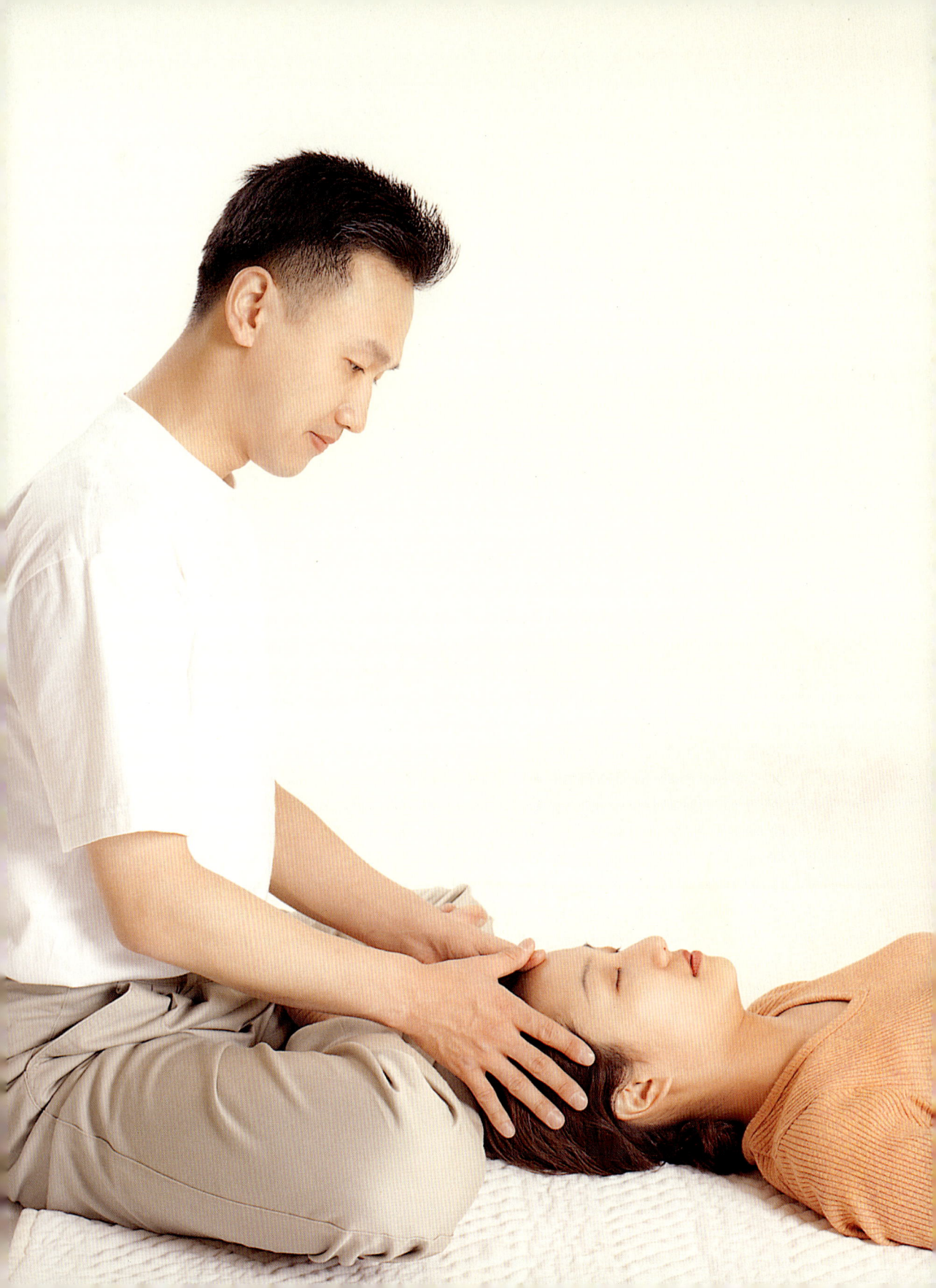

제 6 장

목과 머리

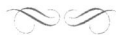

1. 윗머리 눌러 주고 쓸어 주기

2. 목 근육 이완하고 목 눌러 주기

3. 목 꺾고 당겨 주기

4. 뇌활공

다리를 건물의 주춧돌에 비교한다면, 머리는 통제센터라 할 수 있다. 머리에는 아주 딱딱한 두개골이 있으며 두개골 안에는 뇌가 들어 있다. 뇌는 우리 몸 중 아직까지 풀리지 않는 신비를 가장 많이 가지고 있으며 아무리 성능 좋은 슈퍼컴퓨터로도 인간의 뇌를 대신할 수 없다.

머리에는 여러 가지 경락들이 흐르고 있다. 또한 기가 드나드는 첫 번째 관문이며 우리 몸을 통제하는 뇌가 있기 때문에 머리만 잘 풀어 주어도 온몸의 피곤이 씻은 듯이 풀린다.

목은 숨길이다. 우리가 들이마시는 숨은 목을 지나 폐로 들어가고 기는 단전으로 내려간다. 그러나 잘못된 습관이나 자세 때문에 무리가 가기 쉬운 곳이기도 하다. 어깨와 목을 활공할 때는 발을 쓰거나 과도한 힘을 주어서는 곤란하다. 이 부분들은 매우 민감한 곳이므로 세심한 주의를 기울여야 한다. 엄지손가락으로 눌러 주거나 쓸어 주는 것과 같이 섬세하면서도 가벼운 터치가 필요하다.

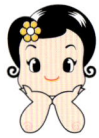

엄드린 자세에서 머리를 활공하려면 약간 두터운 매트와 머리를 파묻을 수 있는 푹신한 쿠션이 필요하겠죠?

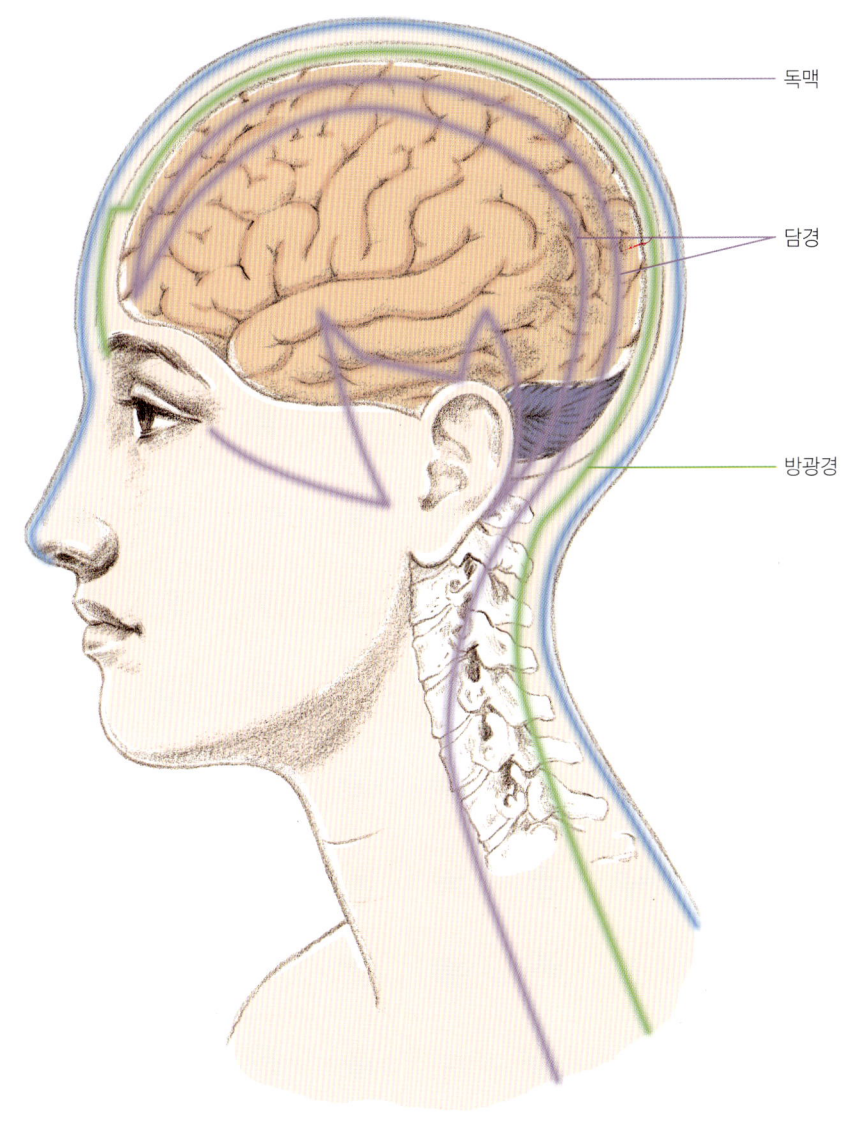

머리와 목에 흐르는 경락

1. 윗머리 눌러 주고 쓸어 주기

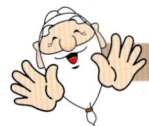
만질 때
양 손 겹쳐 엄지누르기, 엄지손가락으로 누르기, 손바닥으로 쓸어 주기

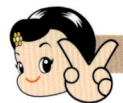
효과
두통, 눈병, 비염, 신경통, 안면신경마비, 불면증, 귓병에 효과적이다.

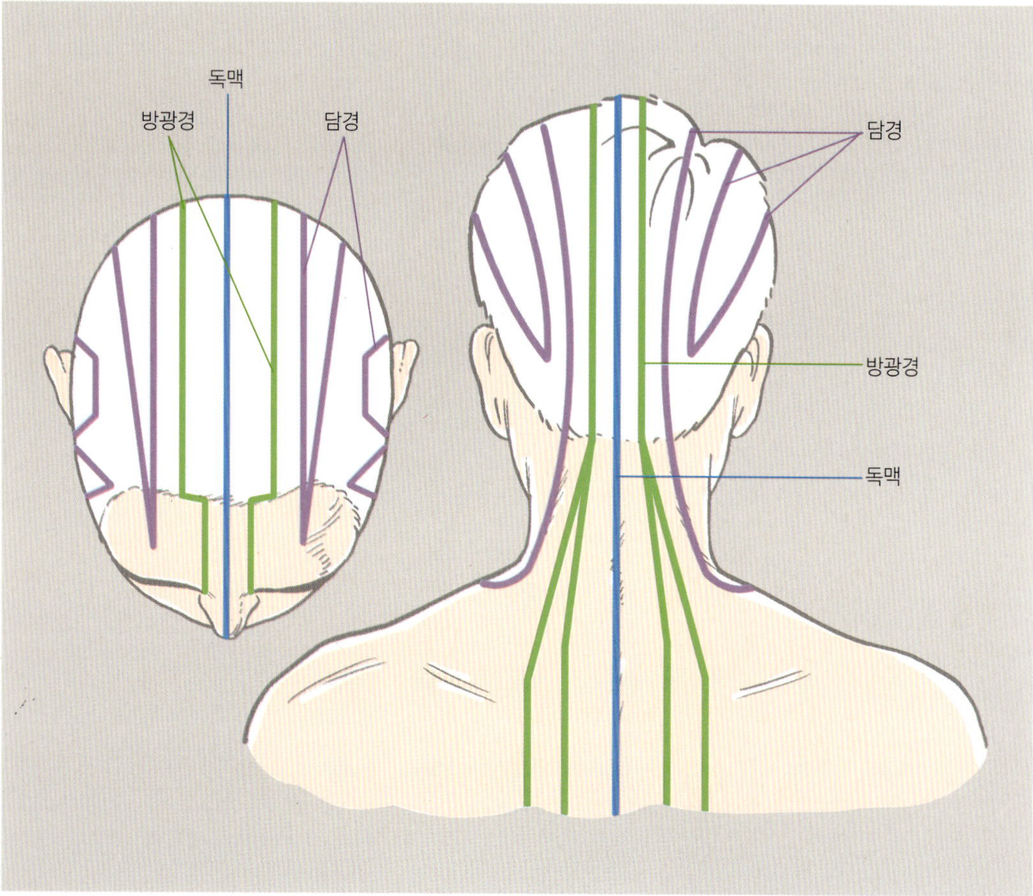

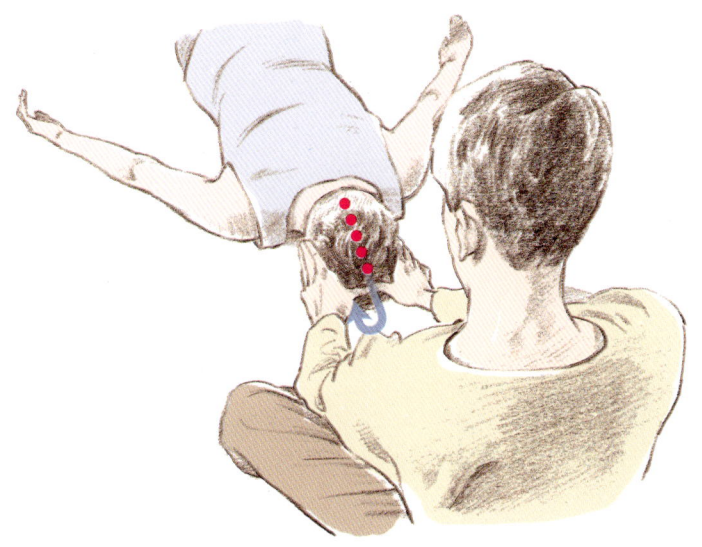

1 받는 이는 엎드려 눕고 하는 이는 머리맡으로 가서 앉는다.

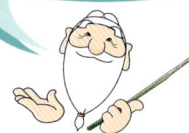

받는 이가 불편해 할 때는 머리를 왼쪽이나 오른쪽으로 돌려놓고 해도 좋습니다. 단 좌우로 자주 방향을 바꾸어 가면서 합니다.

2 정수리에서 이마쪽 독맥의 혈들을 따라 양손 겹쳐 엄지누르기로 눌러 준다.

3 머리를 옆으로 돌렸을 때는 한 손으로는 이마를 받쳐 주고 다른 손으로는 엄지손가락 누르기로 눌러 준다. 머리 중앙에서 양쪽 3센치 정도의 옆선을 따라 (방광경의 혈들을 따라) 누른다.

4 역시 엄지손가락 누르기로 머리 옆쪽(담경의 혈들)을 눌러 준다.

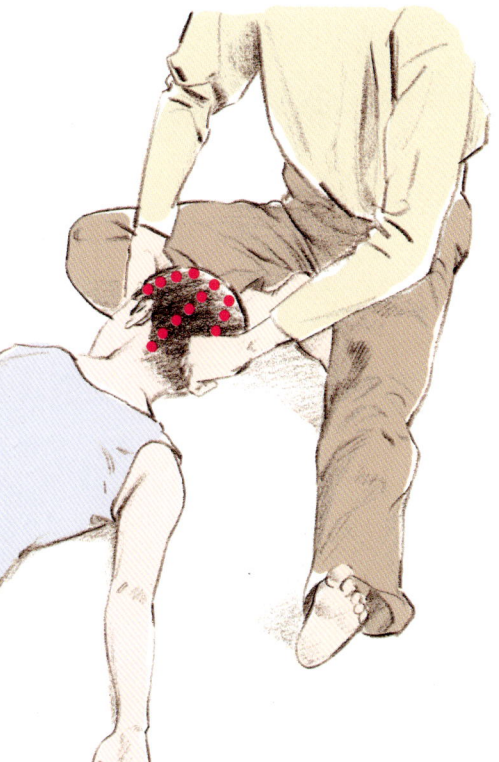

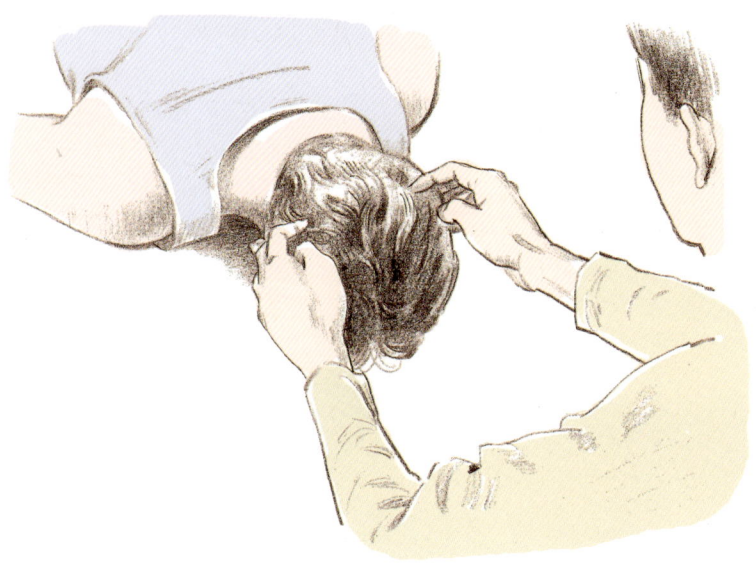

5 양 손가락 끝 지문이 있는 부위로 가볍게 머리 전체를 두드린다.

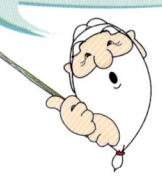

너무 아프지 않도록 통통 두드린다는 기분으로 하세요!

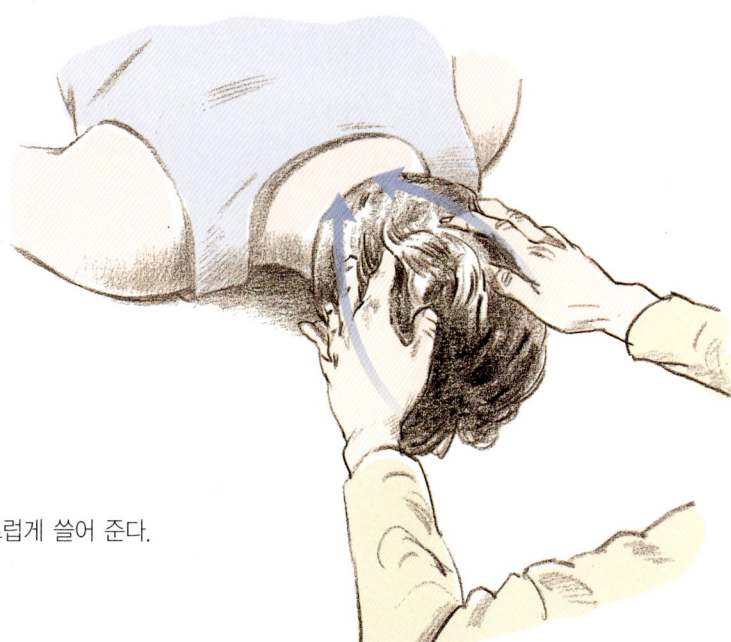

6 머리를 빗질하듯이 정성스럽게 쓸어 준다.

2. 목 근육 이완하고 목 눌러 주기

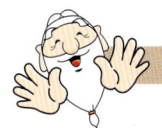
만질 때
주물러 주기, 엄지손가락으로 누르기

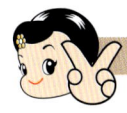
효과
독맥을 자극하면 목이 아플 때나 두통, 구토 등에 효과가 있다. 방광경을 자극하면 두통, 어깨나 등의 통증에, 담경은 감기몸살, 귓병, 눈병, 비염 등에 효과가 있다.

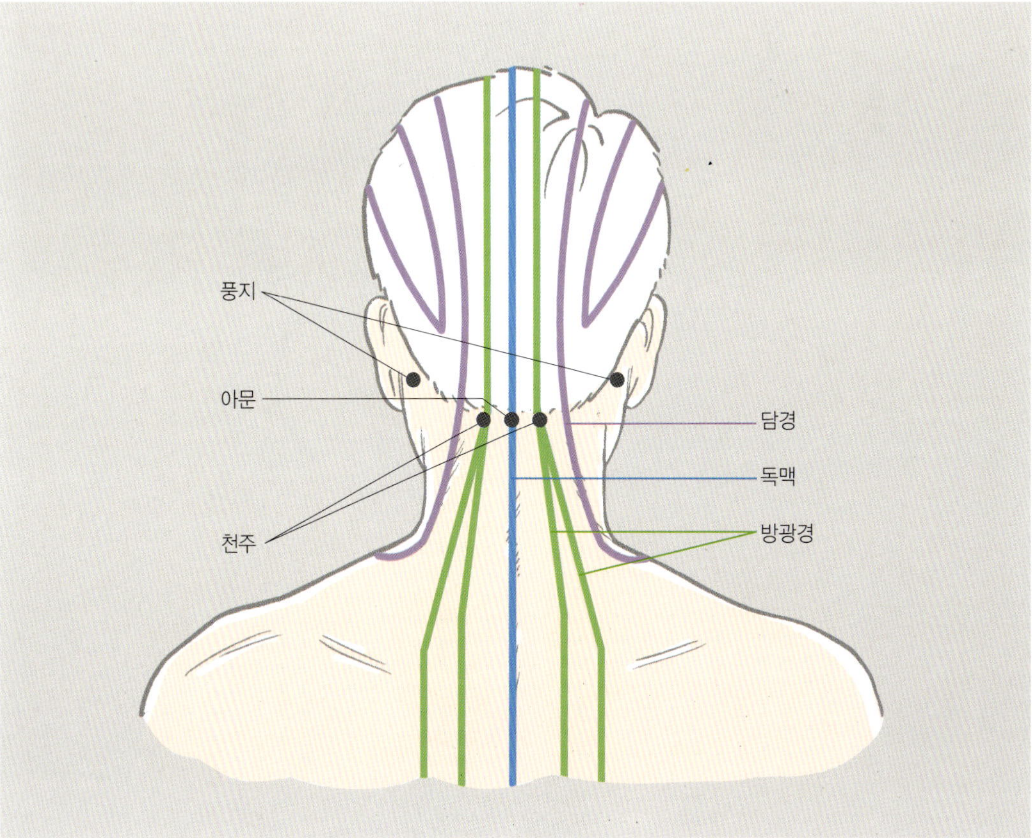

받는 이의 머리를 옆으로 돌릴 때는 두 손으로 살며시, 조심스럽게 합니다.

1 받는 이의 목을 자연스럽게 옆으로 돌려놓고 머리맡에 가서 편안히 앉는다.

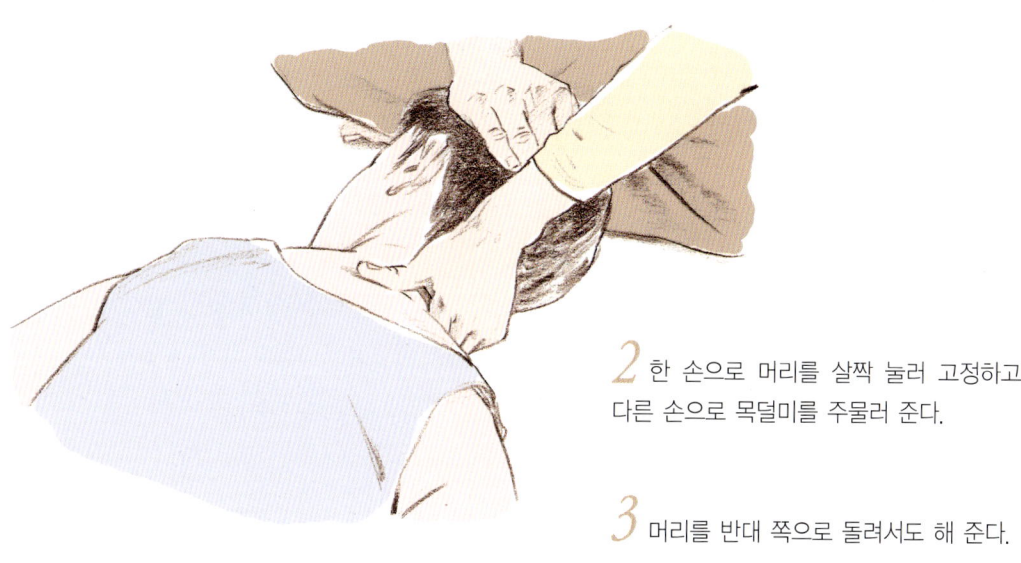

2 한 손으로 머리를 살짝 눌러 고정하고 다른 손으로 목덜미를 주물러 준다.

3 머리를 반대 쪽으로 돌려서도 해 준다.

4 목덜미의 오목한 곳들을 엄지손가락으로 눌러 준다. 머리를 반대로 돌려서도 마찬가지로 해 준다.

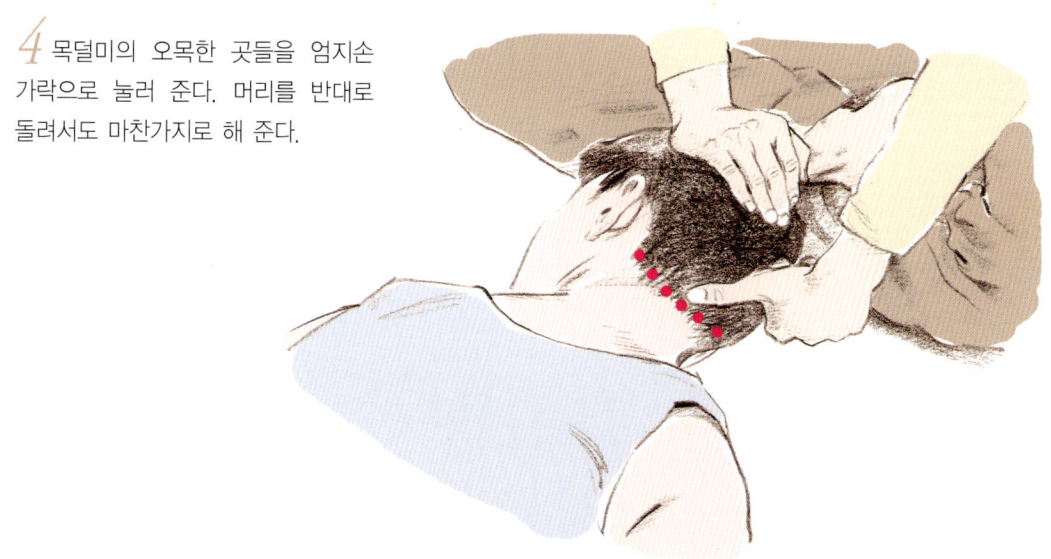

3. 목 꺾고 당겨 주기

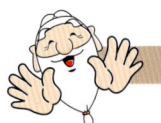
만질 때
손으로 당겨 주기

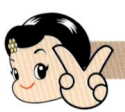
효과
경동맥에 피를 공급해 뇌의 기능이 활성화된다. 목의 통증 해소와 비뚤어진 목뼈 교정 효과가 있다. 또한 전신 피로회복과 두통에도 좋다.

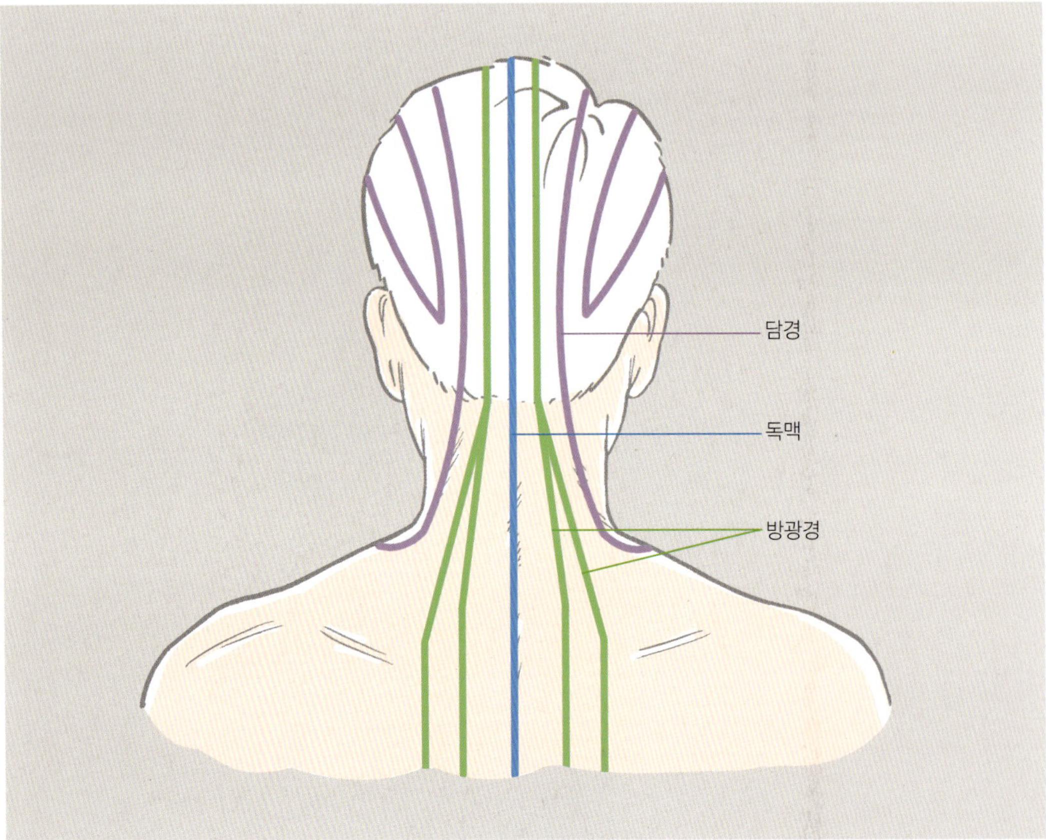

담경
독맥
방광경

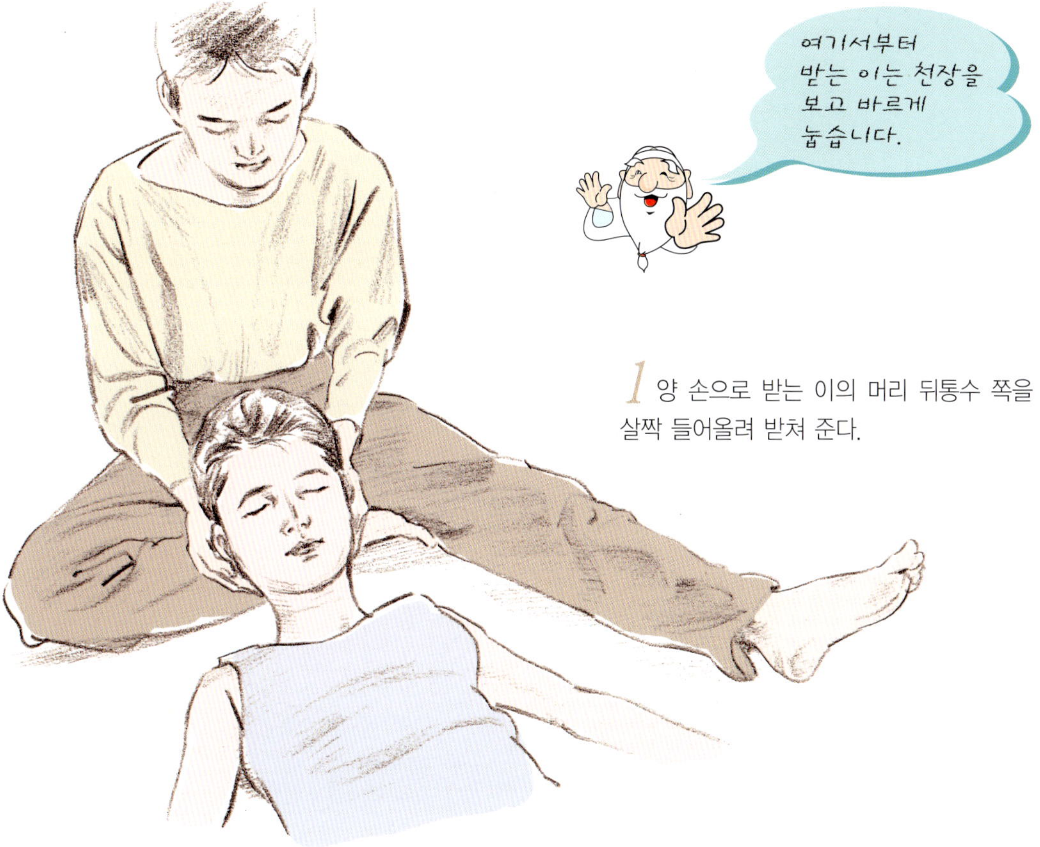

여기서부터 받는 이는 천장을 보고 바르게 눕습니다.

1 양 손으로 받는 이의 머리 뒤통수 쪽을 살짝 들어올려 받쳐 준다.

2 받는 이의 목을 천천히 부드럽게 돌려 준다. 왼쪽, 오른쪽으로 번갈아가면서 돌려 준다.

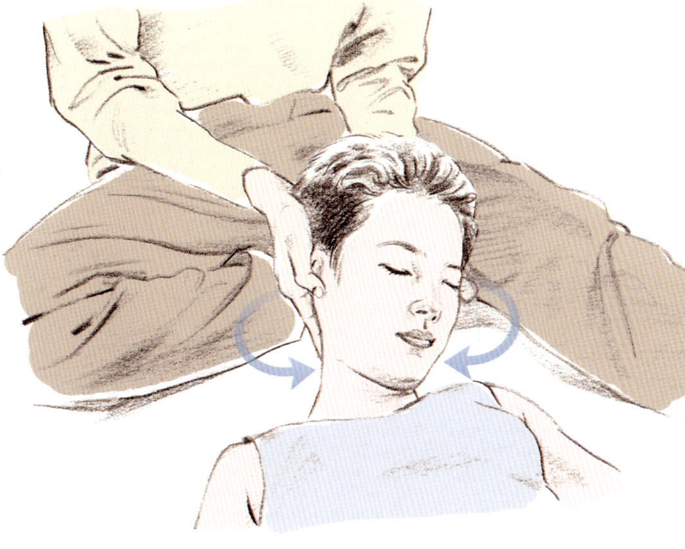

목 꺾고 당겨 주기

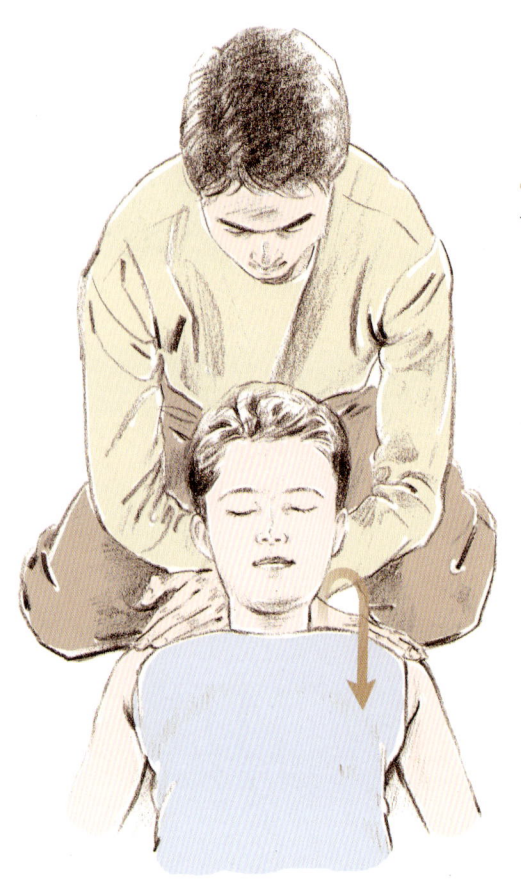

3 이번에는 양 손을 엇갈려 목 밑에 넣고 위쪽으로 살며시 꺽어 준다.

4 두 손으로 받는 이의 목을 부드럽게 감싸 당겨 준다. (약 15도 위쪽으로 당기는 것이 효과적이다.)

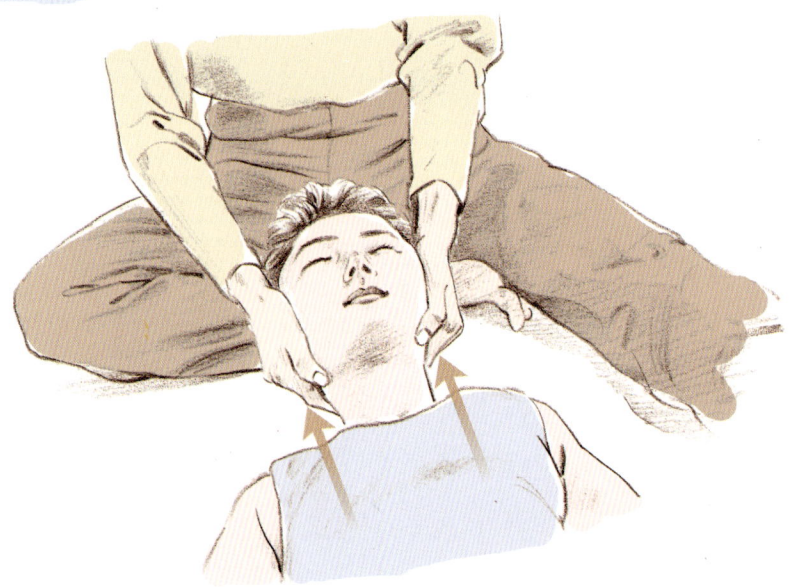

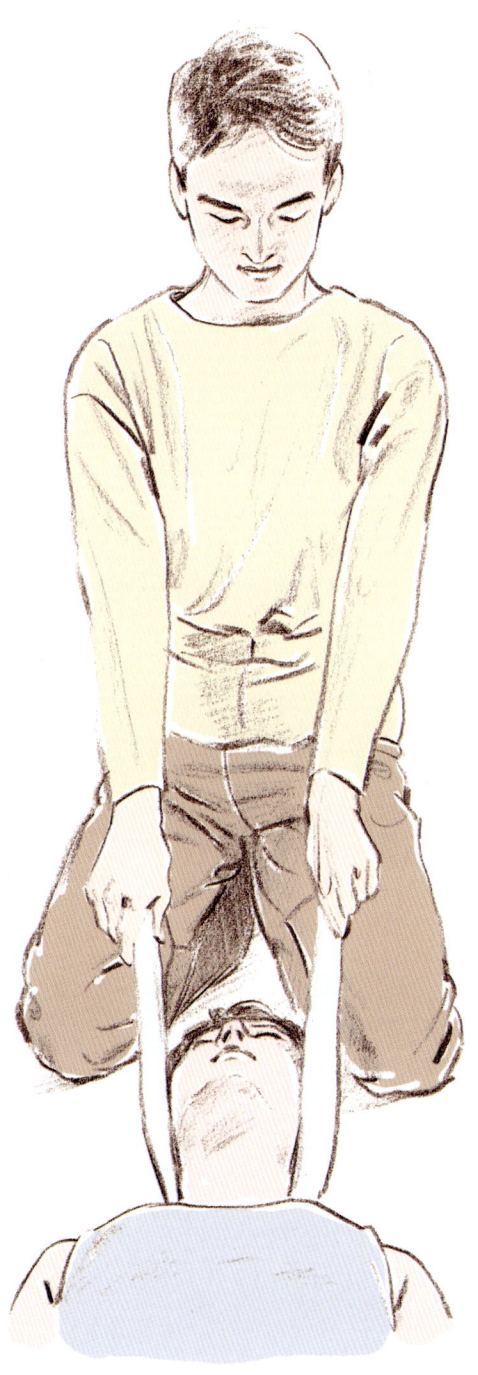

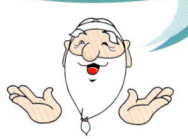

맨손으로 당길 때 미끄러지거나 힘이 든다면 수건을 목에 걸어 당기는 방법이 있죠!

5 수건을 반으로 접은 다음 뒷머리에 대고 턱을 가볍게 들게 한 뒤 당겨 준다. 처음에는 살짝 당기다가 받는 이가 아픔을 느끼지 않는 범위에서 힘을 늘려간다. 1~3분 정도 한다.

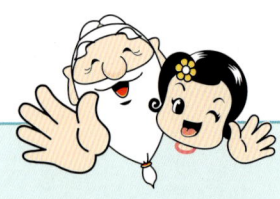

자고 일어나서 목이 삐끗할 때

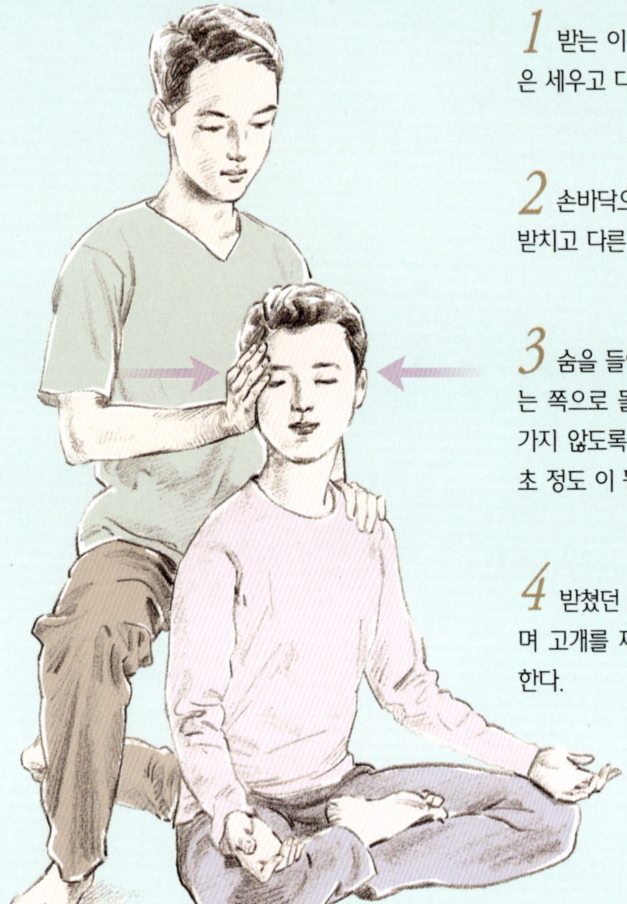

1 받는 이를 편히 앉히고 하는 이는 한 쪽 무릎은 세우고 다른 한 쪽 무릎은 바닥에 대고 앉는다.

2 손바닥으로 한 손은 안 돌아가는 쪽의 머리를 받치고 다른 한 손은 어깨에 댄다.

3 숨을 들이마시고 받는 이는 고개를 안 돌아가는 쪽으로 돌리도록 하고 하는 이는 고개가 돌아가지 않도록 손바닥으로 살며시 받쳐 준다. 약 10초 정도 이 동작을 유지한다.

4 받쳤던 손에 힘을 빼고 받는 이는 숨을 내쉬며 고개를 제자리로 돌린다. 이 동작을 2회 반복한다.

5 다음에는 머리를 어깨에 닿도록 옆으로 눕힌다. 하는 이는 목을 반대 방향으로 밀어 준다.

6 앞과 같은 요령으로 힘을 줄 때는 숨을 들이마시고 힘을 뺄 때 내쉰다. 양 쪽을 번갈아가면서 한다.

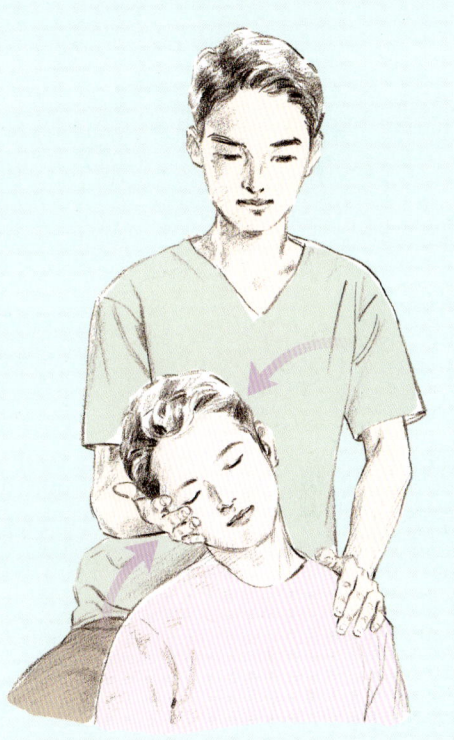

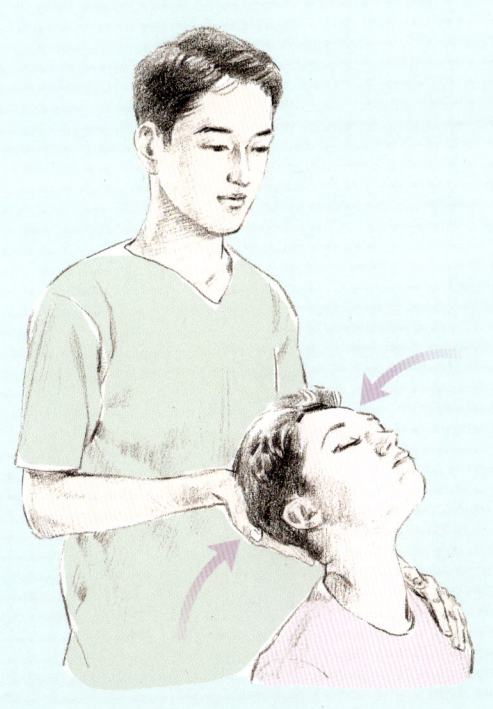

7 머리를 뒤쪽으로 젖힌다. 이때 하는 이는 너무 무리하게 젖히지 않으며, 받는 이 또한 심하게 밀지 않는다. 호흡은 앞과 같은 요령으로 한다.

4. 뇌활공

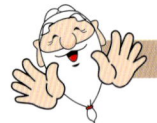
만질 때
손바닥으로 잡아 주기

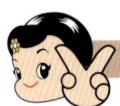
효과
전신안정, 피로 및 스트레스 해소, 질병에 대한 저항력 회복, 만성 두통에 좋다.

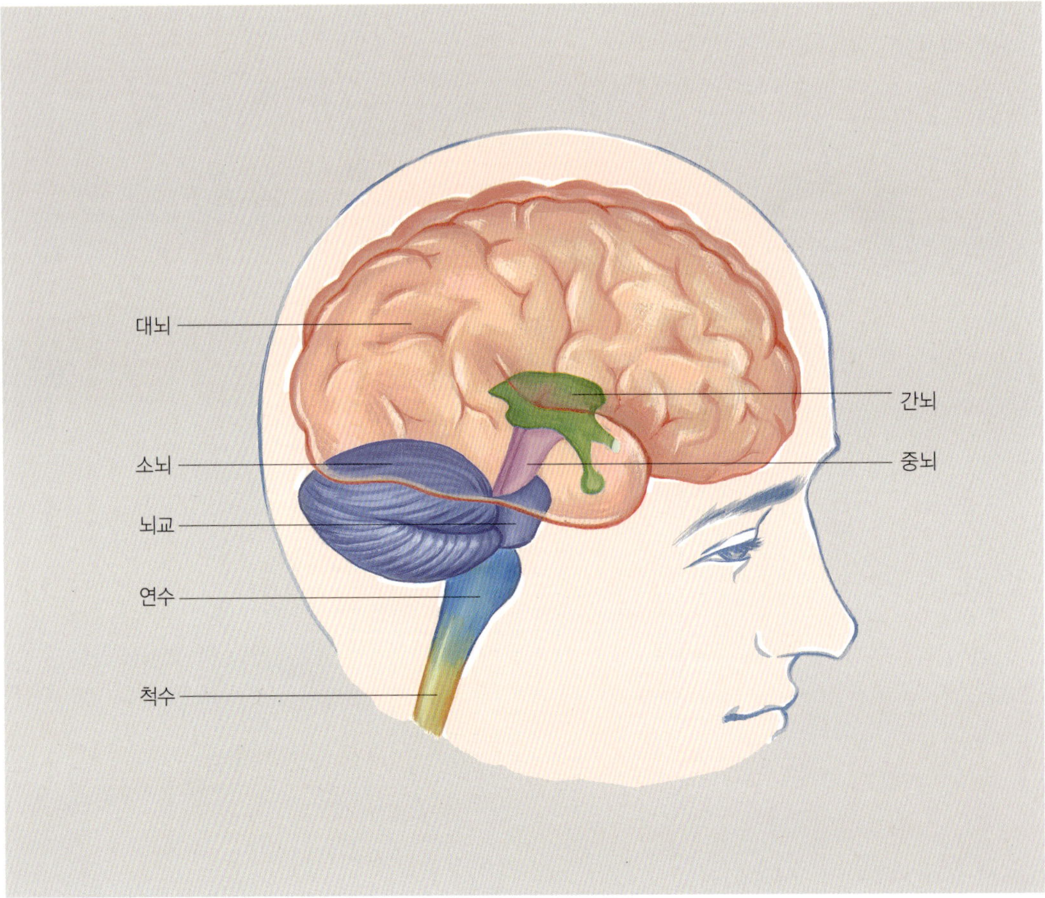

- 대뇌
- 소뇌
- 뇌교
- 연수
- 척수
- 간뇌
- 중뇌

뇌활공은 하는 이와 받는 이 서로의 마음이 잘 통할 때 효과가 커지지요. 하는 이가 잡념이 많으면 잘 안돼요.

1 활공하기 전 하는 이와 받는 이 모두 편안한 음악과 함께 명상을 하는 것도 좋다.

2 받는 이를 똑바로 눕히고 하는 이는 받는 이의 머리맡에 가서 편안한 자세를 취한다.

3 양 손으로 받는 이의 머리를 부드럽게 감싸듯이 갖다댄다. 머리와 손바닥 사이는 5~10cm 정도 간격이 되게 한다. 하는 이의 손바닥과 받는 이의 머리 사이의 느낌에 집중한다.

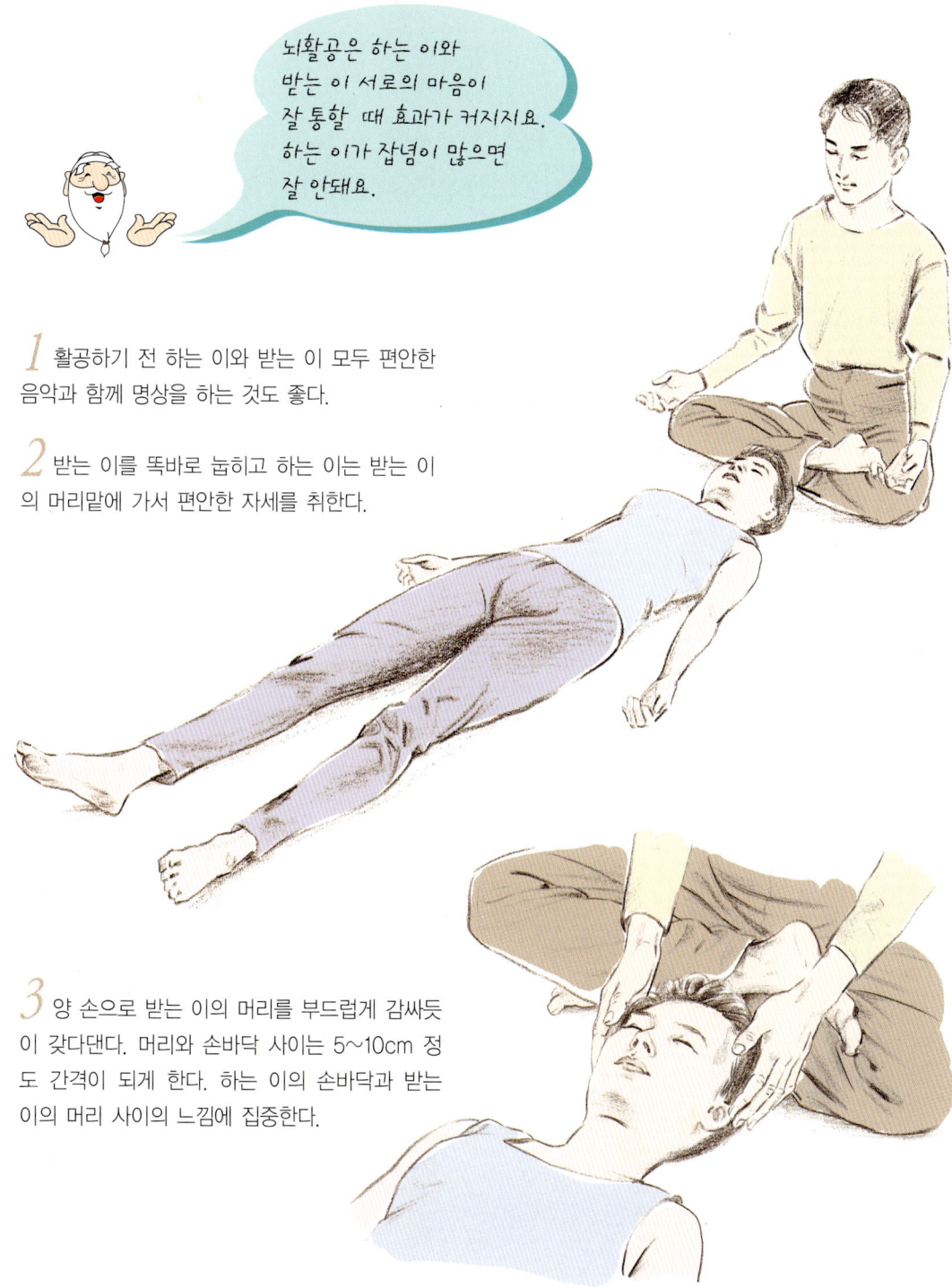

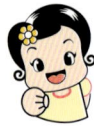

머리가 작아졌다 커졌다 하기도 하고, 말랑말랑해 지기도 하고, 떨리는 느낌이 들기도 한다구요.

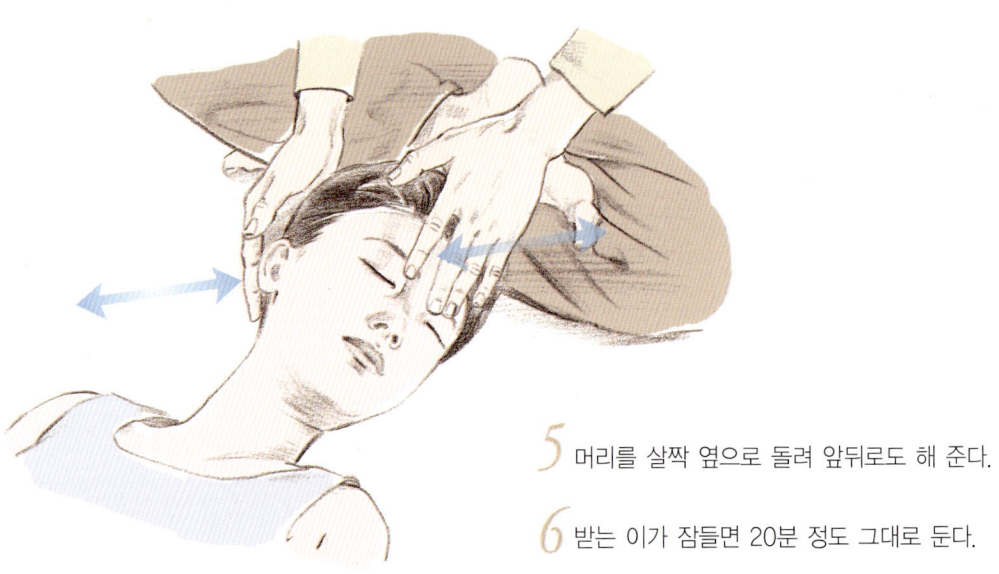

4 손이 벌어지는 느낌을 받으면 그대로 벌린다. 좁아지는 느낌이 들면 다시 오므린다.

5 머리를 살짝 옆으로 돌려 앞뒤로도 해 준다.

6 받는 이가 잠들면 20분 정도 그대로 둔다.

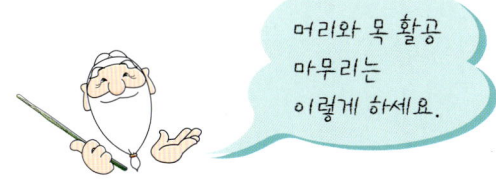

머리와 목 활공
마무리는
이렇게 하세요.

1 어깨와 목의 긴장이 충분히 풀리면 받는 이는 잠이 스르르 오는 것처럼 이완이 된다. 이럴 때는 경침이나 얇은 수건을 동그랗게 말아서 목 밑에 대 준다. 이때 턱이 약간 들리도록 하여 등뼈가 일직선이 되도록 만들어 준다.

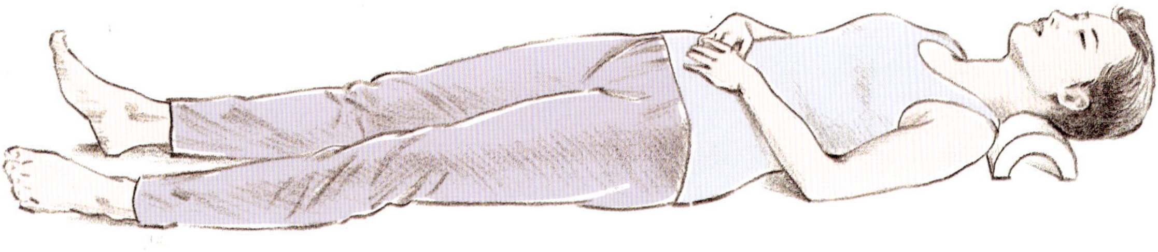

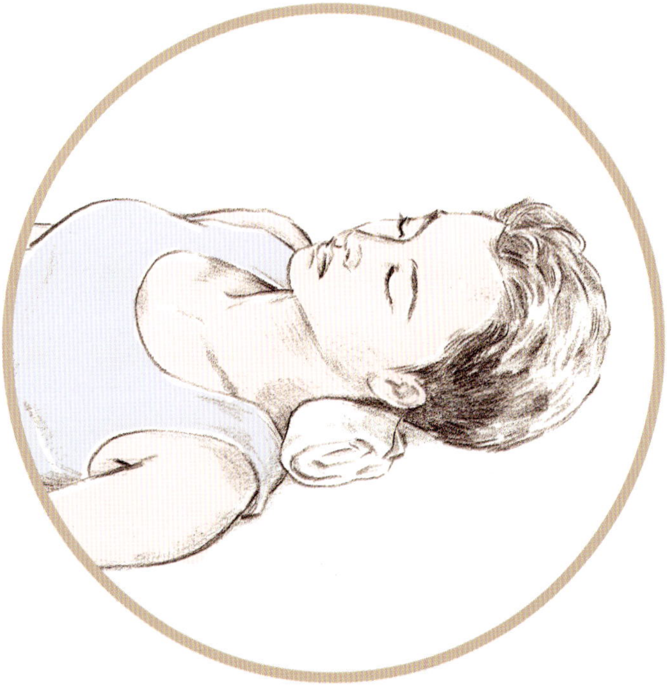

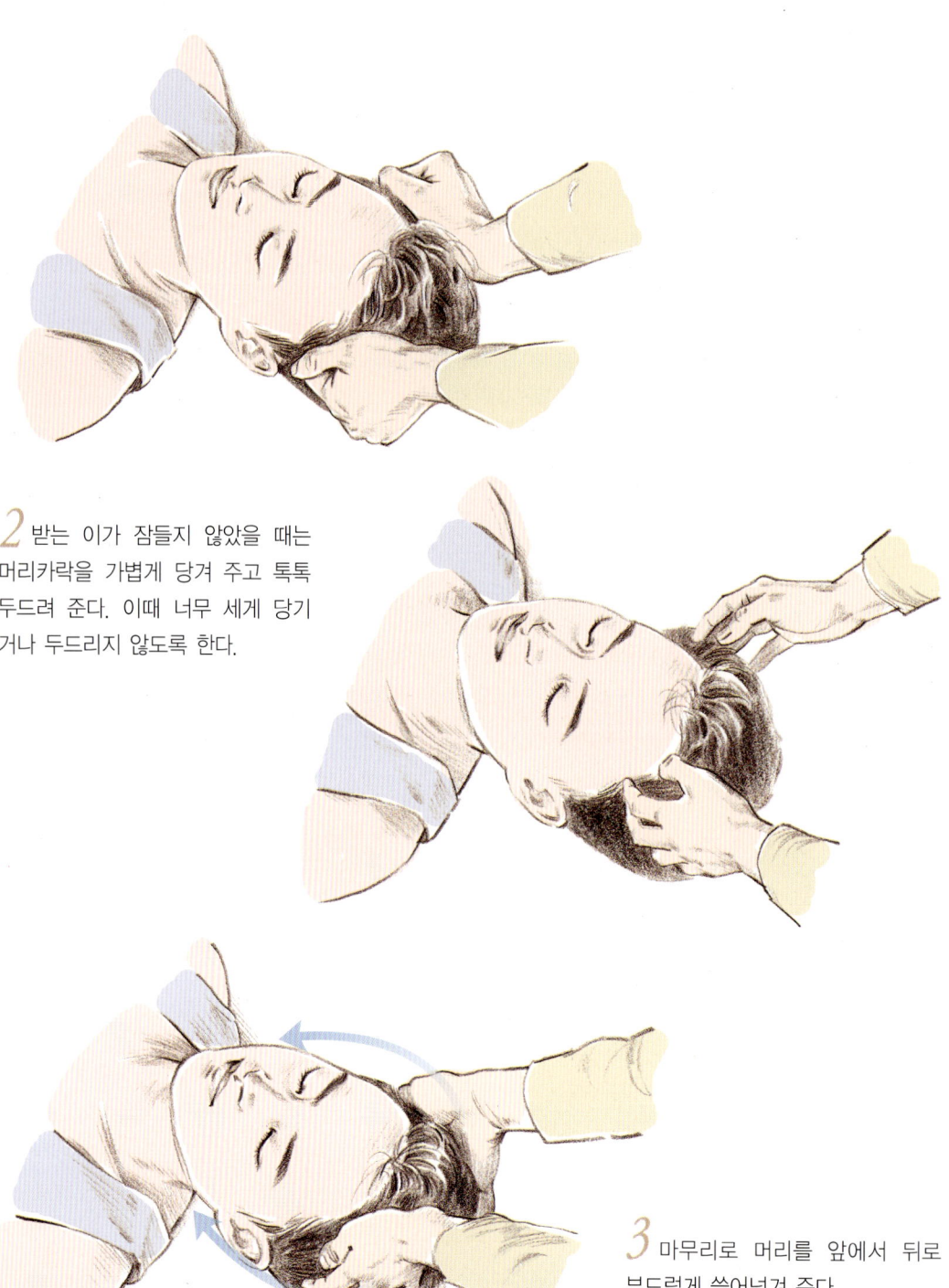

2 받는 이가 잠들지 않았을 때는 머리카락을 가볍게 당겨 주고 톡톡 두드려 준다. 이때 너무 세게 당기거나 두드리지 않도록 한다.

3 마무리로 머리를 앞에서 뒤로 부드럽게 쓸어넘겨 준다.

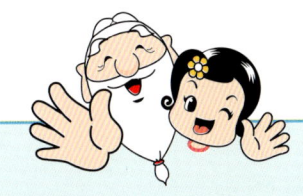

풀리지 않는 수수께끼, 뇌!

지금 여러분이 책장을 넘기는 순간에 우리의 뇌에는 어떤 작용이 일어나고 있을까? 뇌 뒷부분에 있는 시각중추가 사물을 보고 전두엽으로 정보를 보내면 다시 이것이 신경세포로 전달되고 신경세포는 다시 작게 뻗은 신경조직으로 그 정보를 보내 결국 운동중추로 전해지게 된다.

정보를 받아 분석하고 우리 몸의 여러 기관에 명령을 내리고 활공을 하게 하는 모든 일을 맡아서 하는 곳이 뇌이다. 더울 때는 땀을 많이 나게 하고 추울 때는 피부를 수축시키는 일도 다 뇌가 한다. 뇌의 무게는 약 1,300~1,400g 정도이며 분당 약 750cc의 피를 소비하고 우리 몸에 들어오는 산소의 약 20~25%를 쓴다. 뇌는 두부처럼 말랑말랑하고 상처받기 쉬워 단단한 두개골에 의해 보호받고 있다. 뇌 앞부분은 대뇌가 자리잡고 있는데 신경세포가 약 140억 개나 모여 있다. 이 부분에서는 사고, 판단, 창조 등 우리가 알고 있는 고도의 정신 활동이 이루어진다. 대뇌를 덮고 있는 꾸불꾸불한 대뇌피질을 다시 나누면 전두엽, 두정엽, 후두엽, 측두엽으로 구분할 수 있는데 각각 사고와 언어, 운동, 귀, 눈에 관련된 일을 담당한다. 아래쪽의 대뇌피질은 인간의 본능적 감정과 충동을 다스린다.

대뇌의 뒤편 아래 쪽에 조그맣게 자리 잡고 있는 소뇌는 좌우 한쌍인데 몸의 평형감각을 담당한다. 대뇌와 소뇌 사이에 있는 간뇌의 시상은 모든 감각의 대기실이라 할 수 있다. 시상 아래쪽의 시상하부는 우리 몸을 유지하는 역할을 한다. 그 밑의 중뇌는 눈에 관련된 일을, 연수는 심장, 호흡, 소화 등의 활동을 주관하며 간뇌, 중뇌, 연수 등을 묶어 뇌간이라고 말한다. 오늘날 동물을 복제할 수 있을 정도로 발달한 과학으로도 뇌의 신비는 좀처럼 풀리지 않고 있다.

머리가 좋아지는 뇌체조 하나!

1. 엄지손가락을 눈 높이로 들어 얼굴 중앙에 놓고 엄지손가락으로 무한대(∞)를 그린다.
2. 머리는 고정시키고 의식을 집중한 상태에서 눈동자만 손의 움직임을 천천히 따라간다.
3. 양 손을 번갈아가면서 한다.

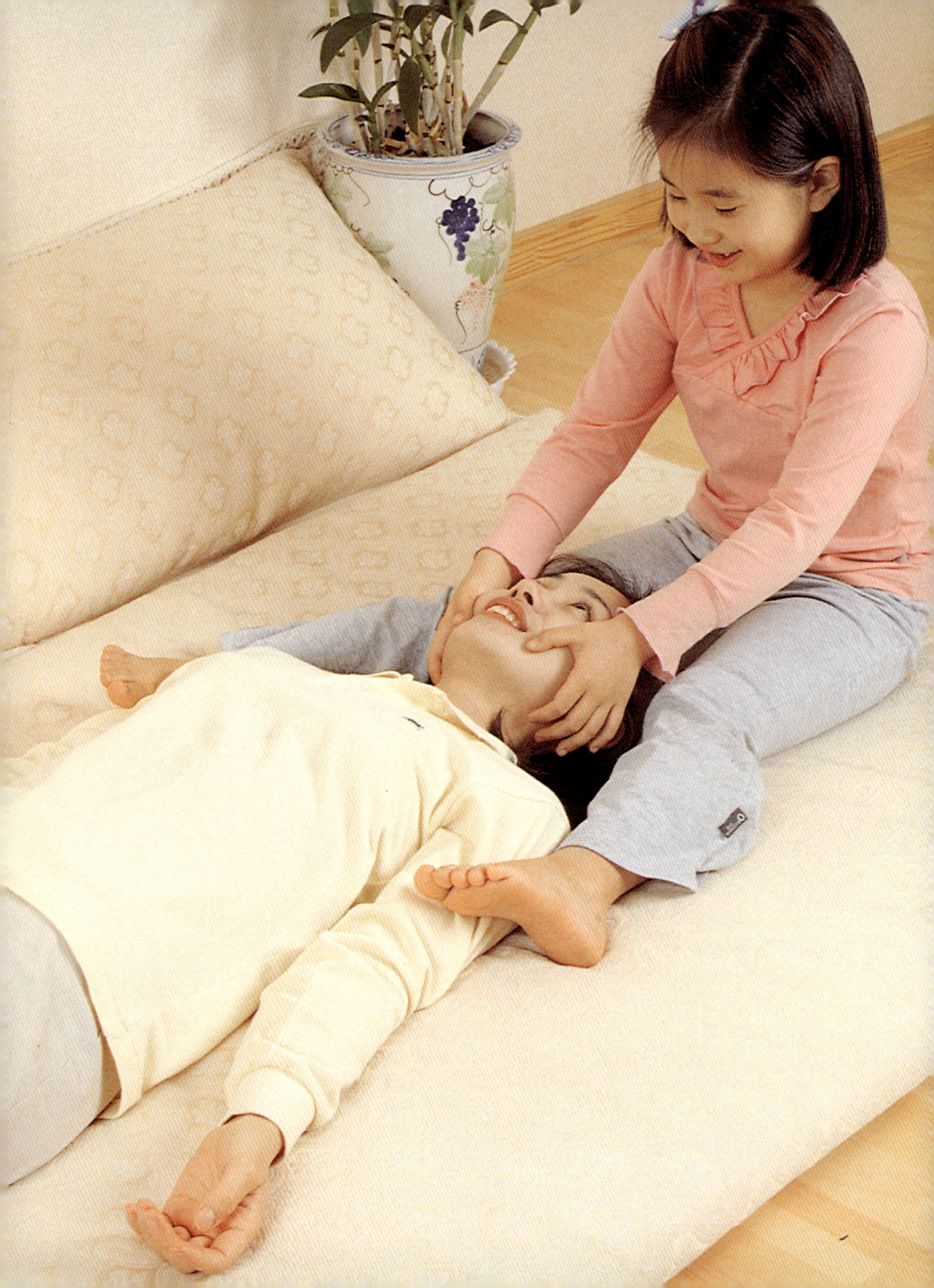

제 7 장

얼 굴

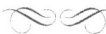

1. 얼굴 마사지

2. 얼굴 눌러 주기

3. 턱 관절 풀어 주기

사람은 다른 동물들과 달리 뇌의 전두엽이 발달해 넓은 이마와 눈썹, 그리고 그에 따른 인간만의 독특한 얼굴과 표정을 가지고 있다. 얼굴 표정은 그 사람의 기분뿐만 아니라 몸의 상태도 나타낸다. 옛부터 사람의 얼굴색을 보고 건강 상태를 진단하는 방법이 발달한 것도 그런 이유에서다.

얼굴에 있는 각 기관은 장부와 연결되어 있어 장부의 상태를 나타낸다. 몸이 피곤할 때, 눈이 침침해지는 것은 눈이 간과 연결되어 있다는 증거이다.

이와 같이 얼굴에는 대장경大腸經, 위경胃經, 소장경小腸經, 방광경膀胱經, 삼초경三焦經, 담경膽經, 심경心經 등의 경락과 많은 혈들이 자리잡고 있으며 임맥任脈과 독맥督脈도 얼굴에서 시작하기 때문에, 얼굴 활공을 하면 여러 증상에 효과를 볼 수 있다.

기분이 좋지 않을 때나 몸의 어딘가가 불편할 때는 얼굴부터 일그러진다. 반대로 얼굴을 편안하게 해 주면 기분이 좋아져서 전체적인 몸의 컨디션이 회복될 수 있다. 얼굴은 쉽게 이완되는 곳이지만 섬세하게 활공하는 것이 중요하다.

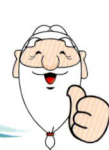

중요한 비법 하나를 전수해 줄게요! 정말 효과적인 얼굴 활공은 많이 웃어 주는 것이지요!

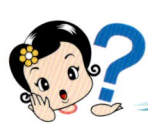

너무 웃어서 눈가에 주름이 생기지 않을까요?

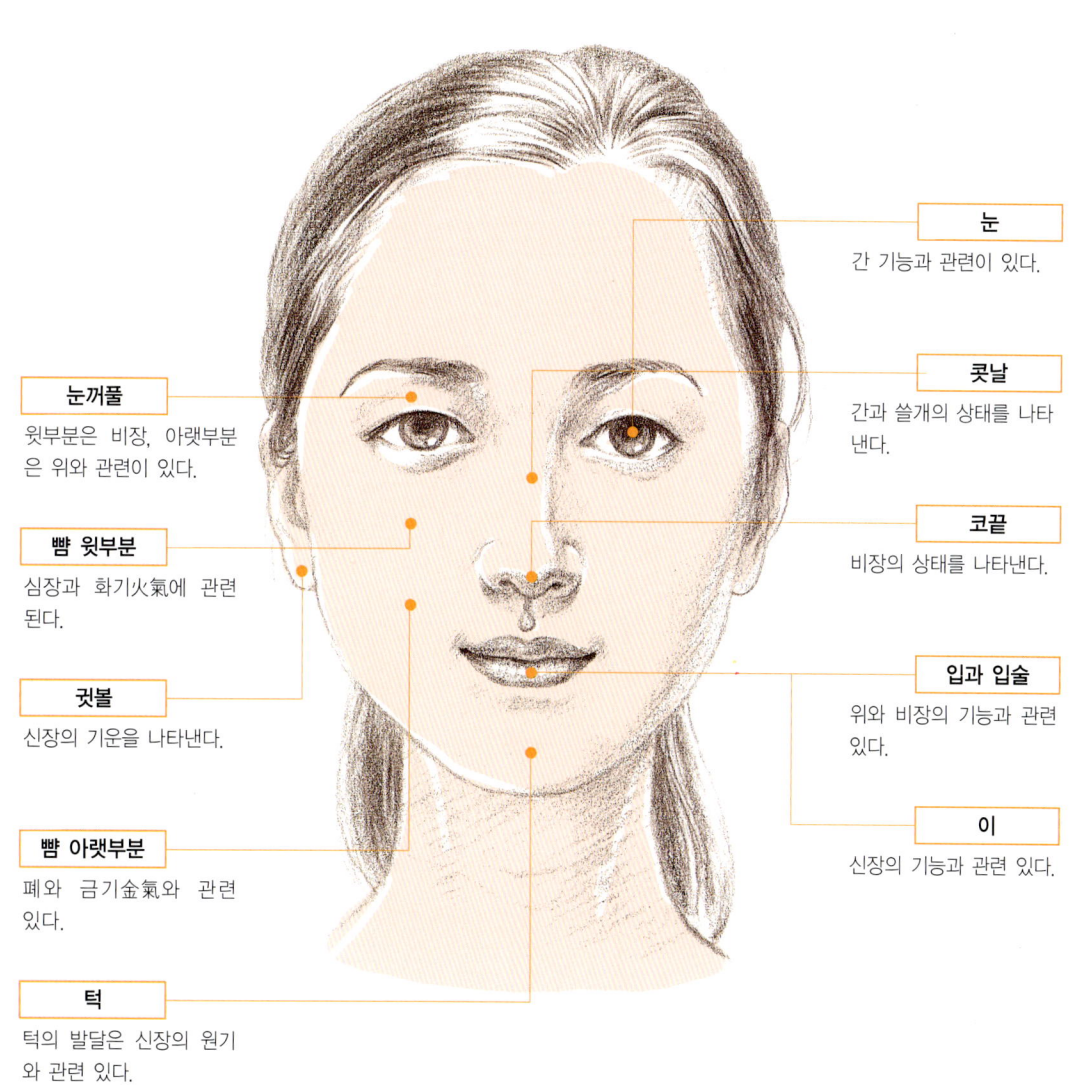

얼굴과 장기의 관계

1. 얼굴 마사지

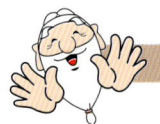
만질 때
엄지손가락으로 누르기, 손가락으로 두드리기

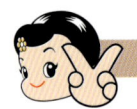
효과
두통, 안통, 소화불량, 치통, 안면신경마비, 야맹증, 코피가 자주 날 때 효과가 있으며 특히 여성들의 피부미용에 좋고 얼굴의 선이 예뻐진다.

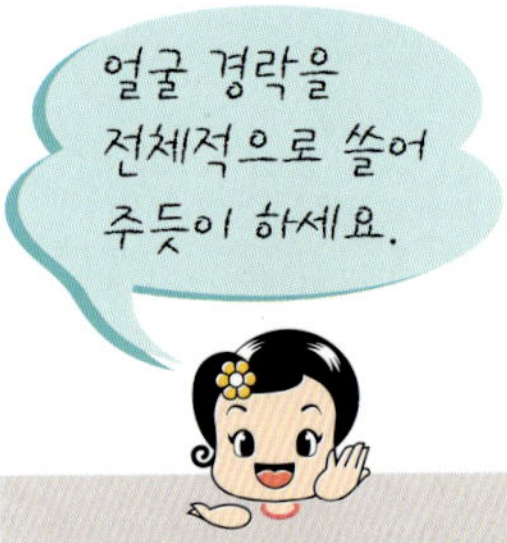

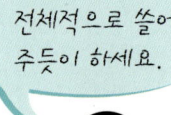
얼굴 경락을 전체적으로 쓸어 주듯이 하세요.

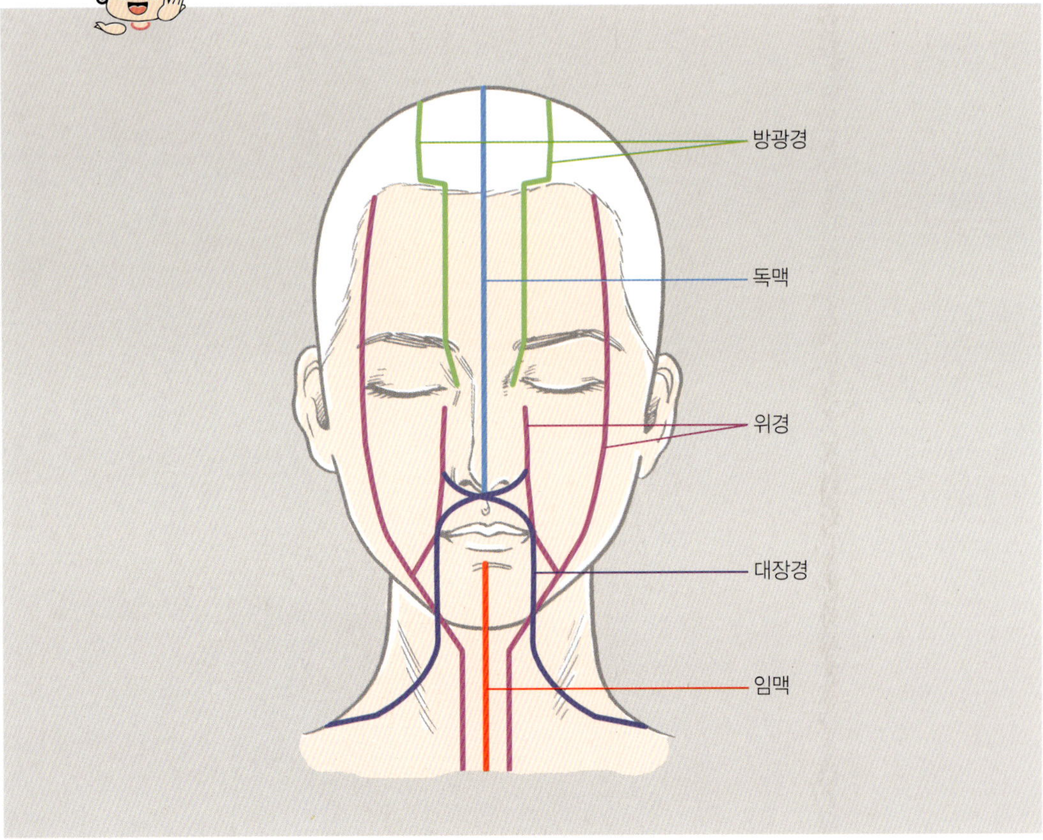

- 방광경
- 독맥
- 위경
- 대장경
- 임맥

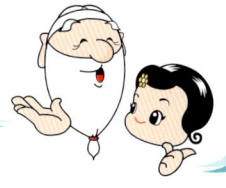

일단 얼굴의 근육과 경락들을 마사지하듯 정성스럽게 활공 해 줍니다.

얼굴의 피부는 예민하기 때문에 마사지 오일을 바르는 것도 좋겠죠?

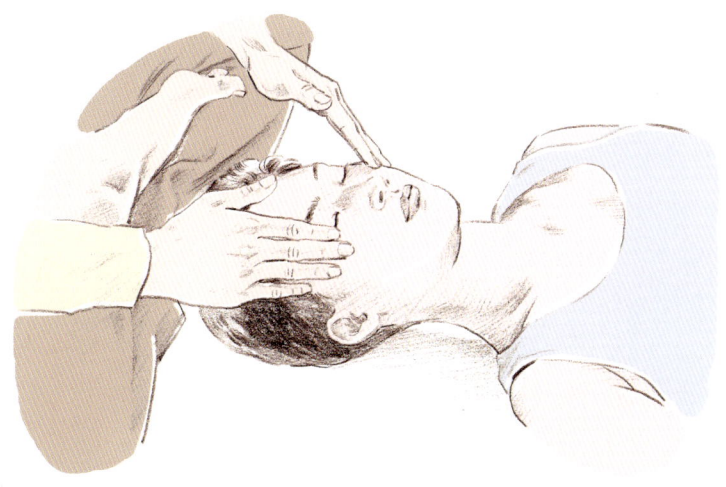

1 받는 이는 바른 자세로 눕고 하는 이는 받는 이의 머리 맡에 가서 앉는다.

2 얼굴 근육들을 위로 끌어 올리듯이 밀면서 전체적으로 마사지 해 준다.

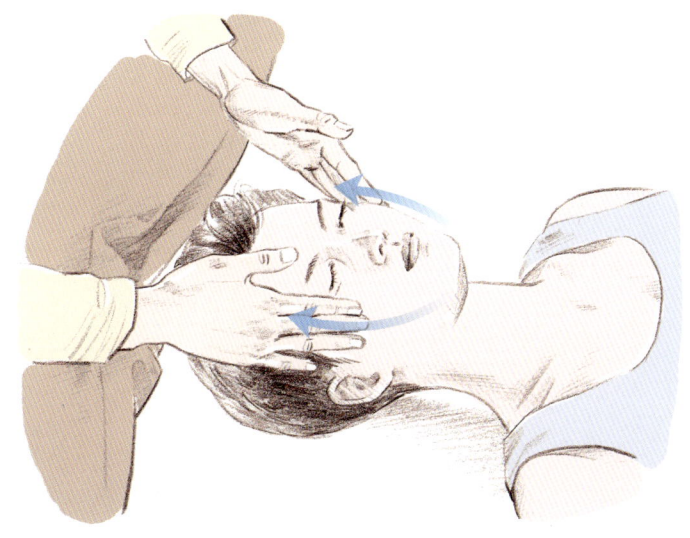

얼굴 마사지 129

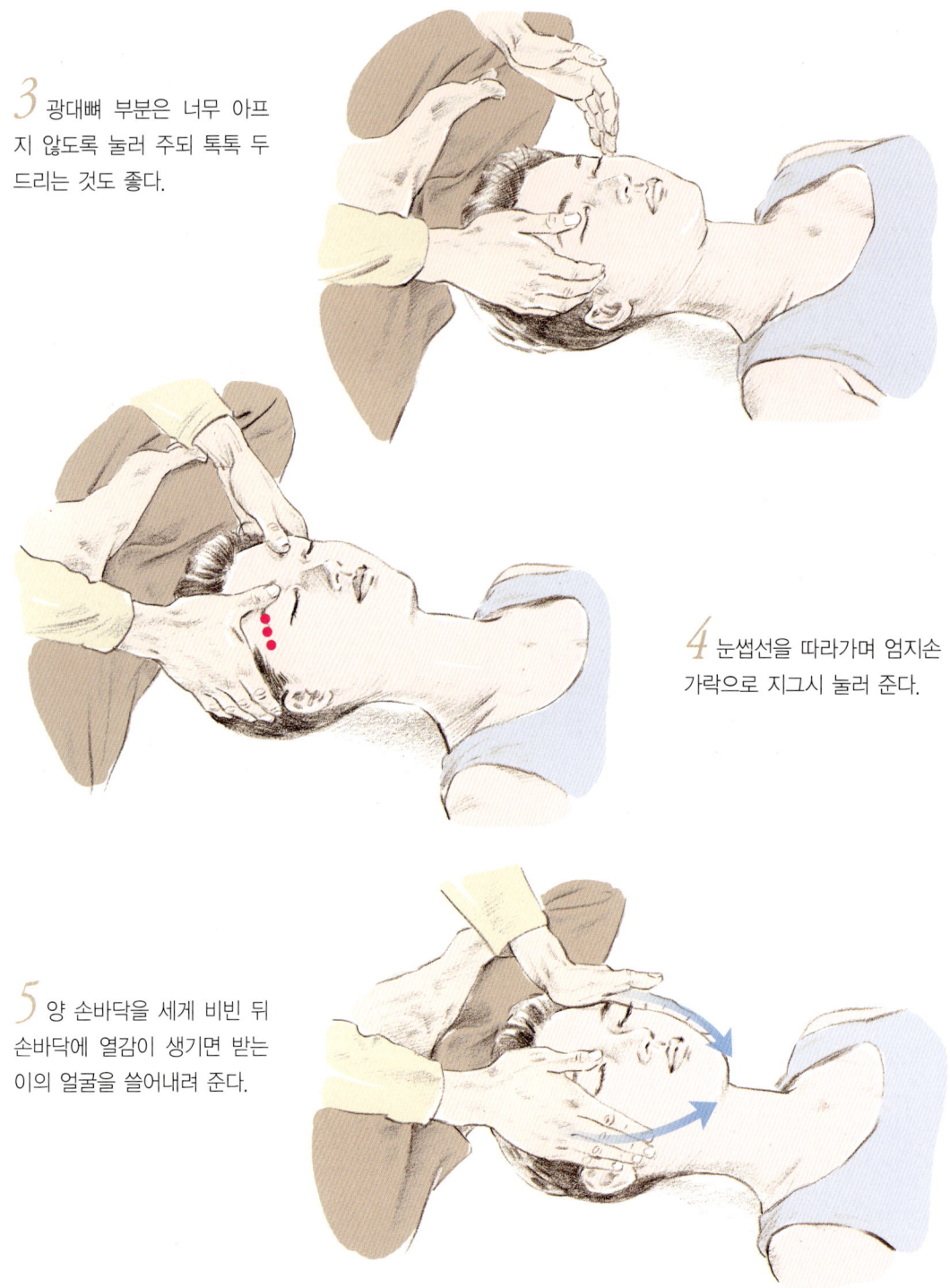

3 광대뼈 부분은 너무 아프지 않도록 눌러 주되 톡톡 두드리는 것도 좋다.

4 눈썹선을 따라가며 엄지손가락으로 지그시 눌러 준다.

5 양 손바닥을 세게 비빈 뒤 손바닥에 열감이 생기면 받는 이의 얼굴을 쓸어내려 준다.

2. 얼굴 눌러 주기

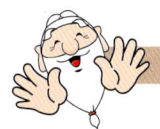
만질 때
양 손 엄지손가락 겹쳐 누르기

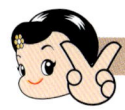
효과
피로회복, 두통, 안면경련, 비염, 코막힘, 눈의 피로, 이명, 귓병, 편도선염에 효과가 있다.

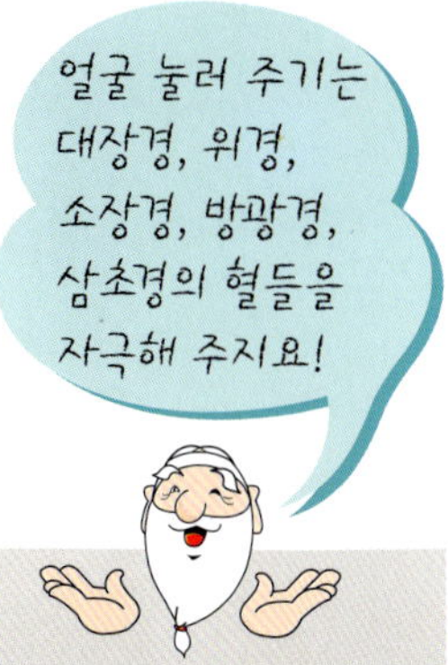

> 얼굴 눌러 주기는 대장경, 위경, 소장경, 방광경, 삼초경의 혈들을 자극해 주지요!

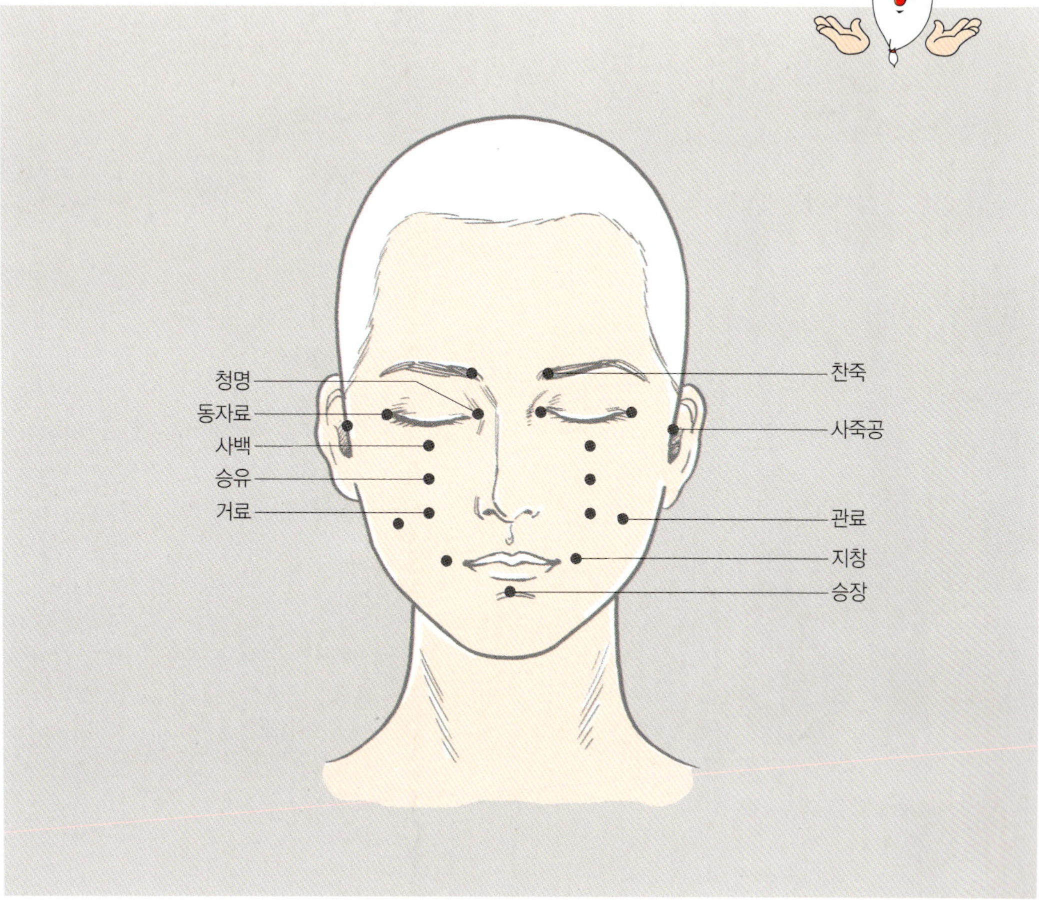

- 청명
- 동자료
- 사백
- 승유
- 거료
- 찬죽
- 사죽공
- 관료
- 지창
- 승장

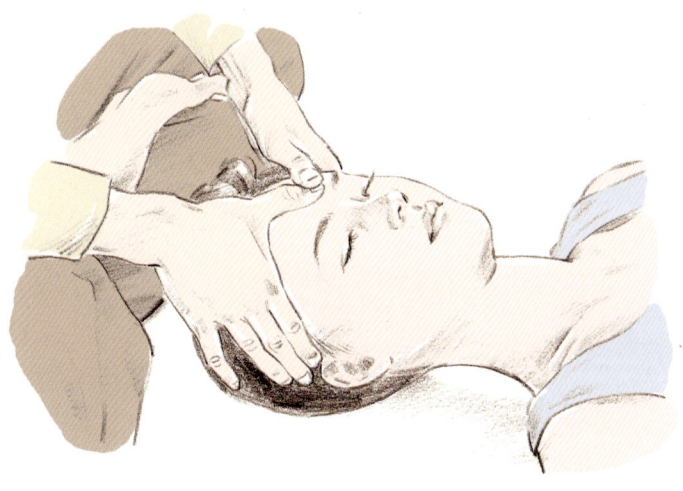

1 엄지손가락을 겹쳐 이마 부위를 미끄러지듯 풀어 준다

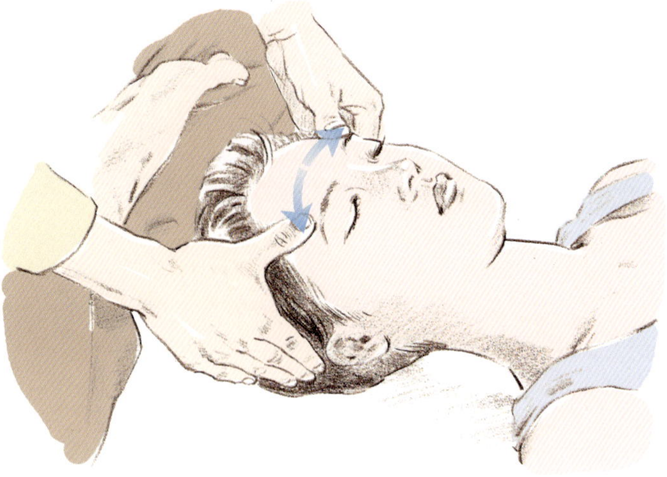

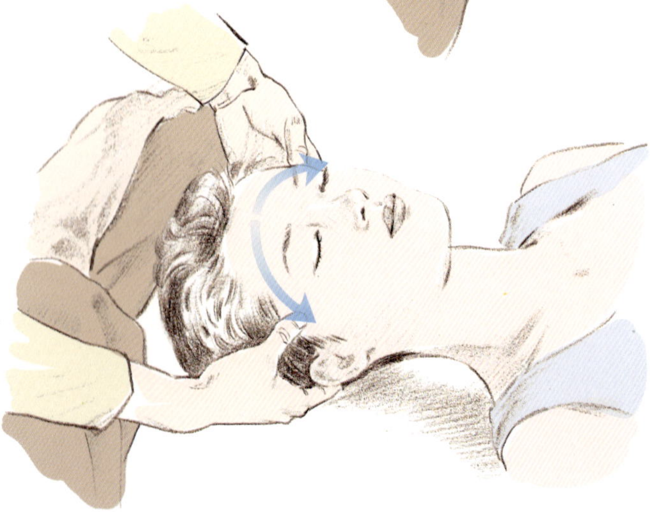

2 관자놀이에서 이마 중앙으로, 이마 중앙에서 관자놀이로 미끄러지듯 누른다.

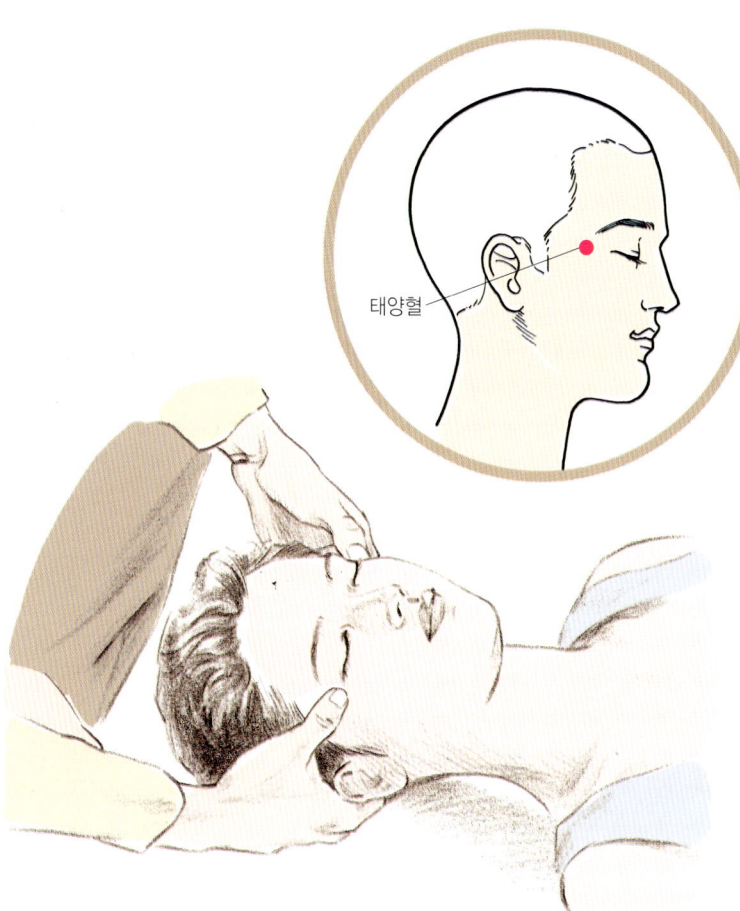

태양혈

3 엄지손가락으로 양쪽 눈 옆 움푹 들어간 부분(태양혈)을 지그시 눌러 준다.

4 코밑의 움푹 들어간 부분(인중)을 지그시 누른다.

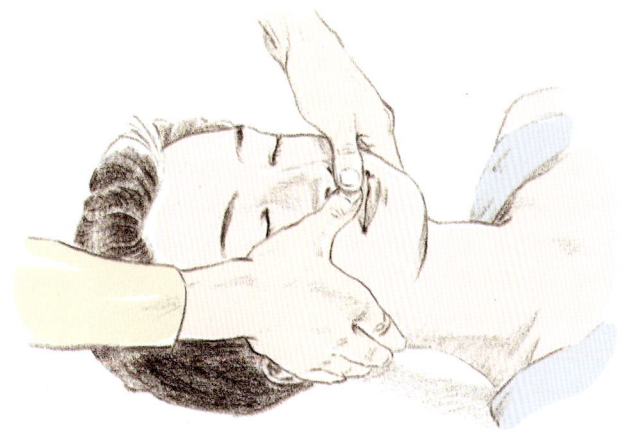

얼굴 눌러 주기

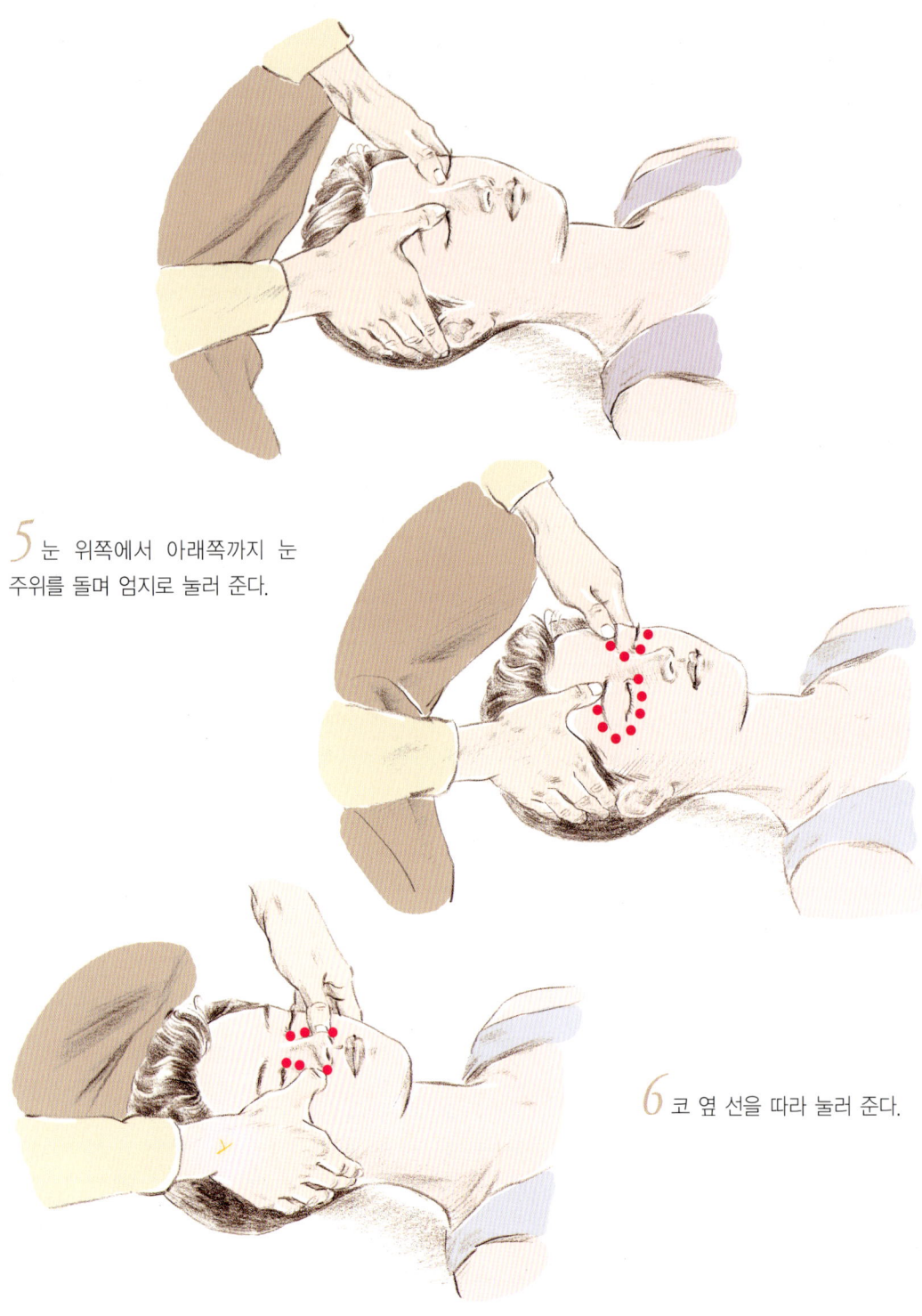

5 눈 위쪽에서 아래쪽까지 눈 주위를 돌며 엄지로 눌러 준다.

6 코 옆 선을 따라 눌러 준다.

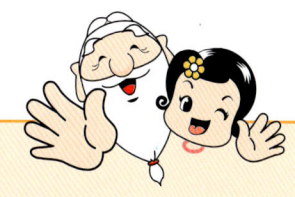

눈의 피로를 푸는 스스로 활공법 1

눈의 피로를 느낄 때나 책을 읽고 난 후 하면 좋다. 손바닥에서 자연치유력을 활발하게 하는 기가 나오기 때문에 매우 효과적이다. 눈에 손바닥을 대지 않고 해도 된다.

손바닥 대고 눈운동 하기
1. 두 손바닥을 비벼서 따뜻하게 한 후 가볍게 두 눈에 갖다 댄다.
2. 손을 댄 상태로 눈동자를 상하로 3회, 좌우로 3회 움직여 주고, 좌우로 각각 3회씩 돌려 준다. 눈동자를 움직일 때는 돌리는 쪽의 물건을 본다는 생각으로 하면 된다.

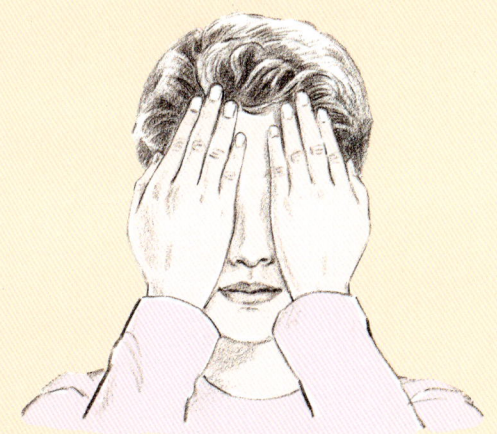

물에 담그고 눈운동 하기
1. 세수대야에 물을 가득 담고 물에 얼굴을 담근 후 눈동자를 3회 상하좌우로 운동을 시킨다.
2. 눈동자를 좌우로 3회씩 회전시킨다.
3. 아침과 저녁, 대야에 찬물과 더운물(35도 정도)을 떠놓고 약 5분 간 번갈아가며 눈을 감고 얼굴을 담근다. 외출에서 돌아왔을 때마다 실시하면 좋다.

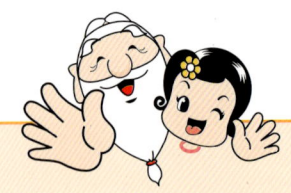

눈의 피로를 푸는 스스로 활공법 2

눈 주위 눌러 주기

1. 눈을 감고 양 손가락 끝으로 눈 주위를 가볍게 눌러 준다. 손가락 끝에 힘을 주어 기분이 좋을 정도로 살짝 눌렀다가 2~3초 뒤에 손가락을 뗀다.

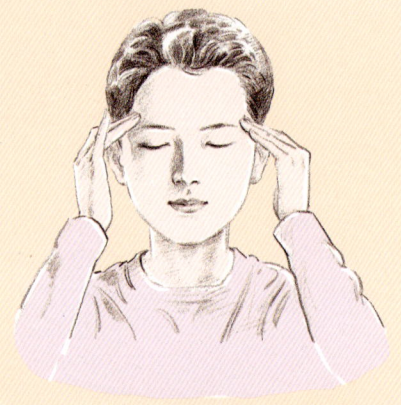

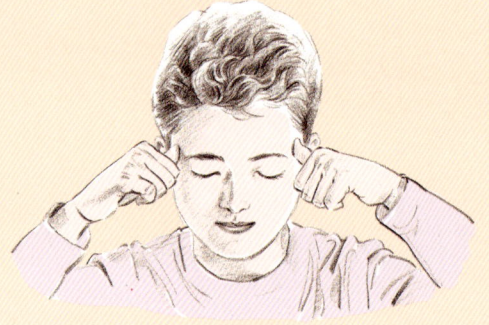

2. 엄지손가락으로 관자놀이를 눌러 준다. 1초 정도의 간격으로 눌러 주기를 반복한다.

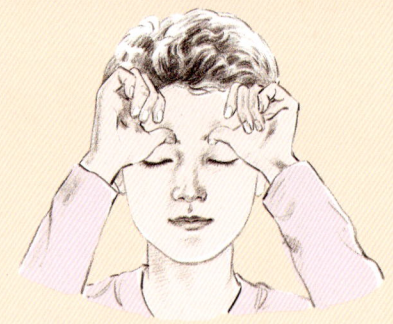

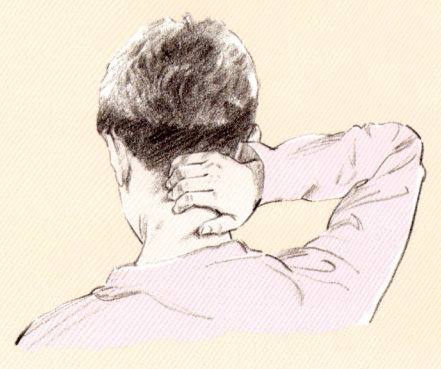

3. 엄지손가락으로 찬죽혈을 누르고 원을 그리듯 문질러 주다가 약간 위로 치키듯이 눌러 준다. 청명혈도 같은 방식으로 눌러 준다.

4. 시력을 담당하는 중추신경이 목 뒤에 있으므로 목 뒤 부분을 주물러 주면 좋다.

3. 턱 관절 풀어 주기

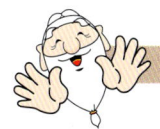
만질 때
손가락으로 누르기, 엄지손가락으로 누르기

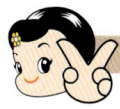
효과
치통, 턱통증(관절염), 귓병

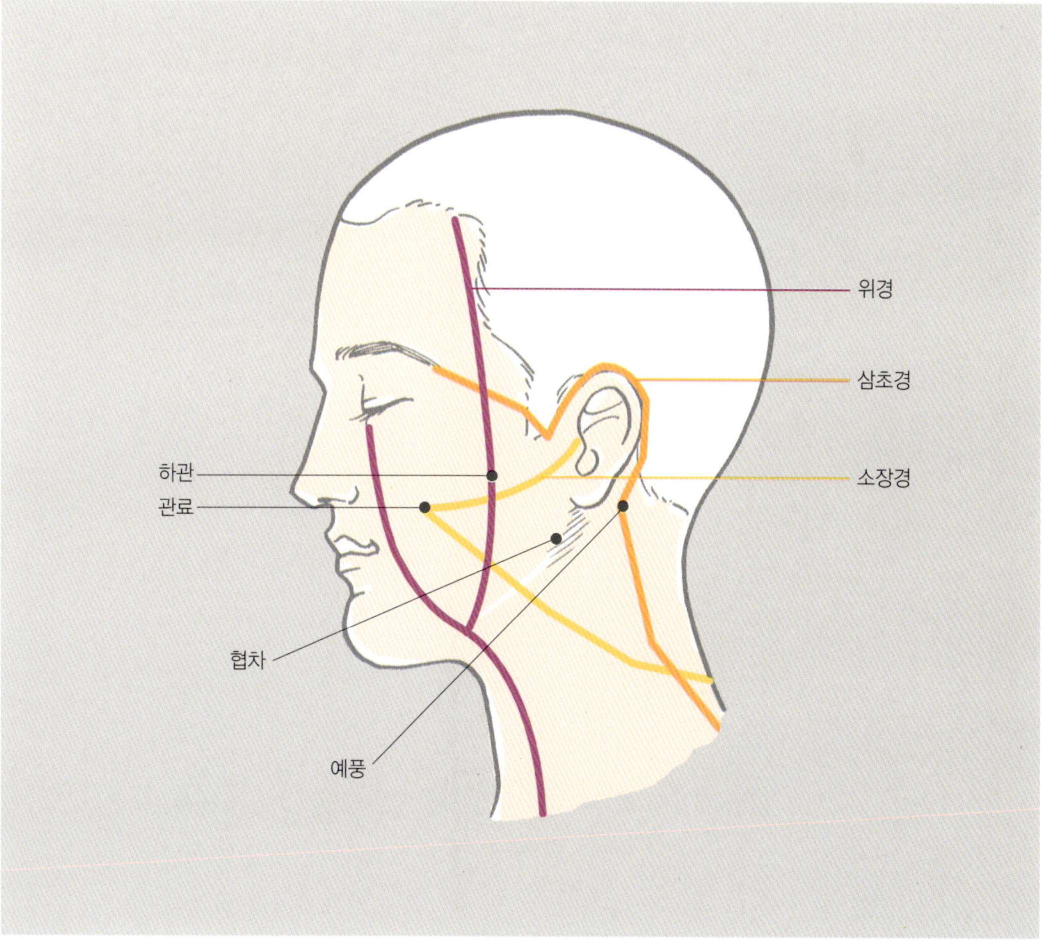

- 위경
- 삼초경
- 소장경
- 하관
- 관료
- 협차
- 예풍

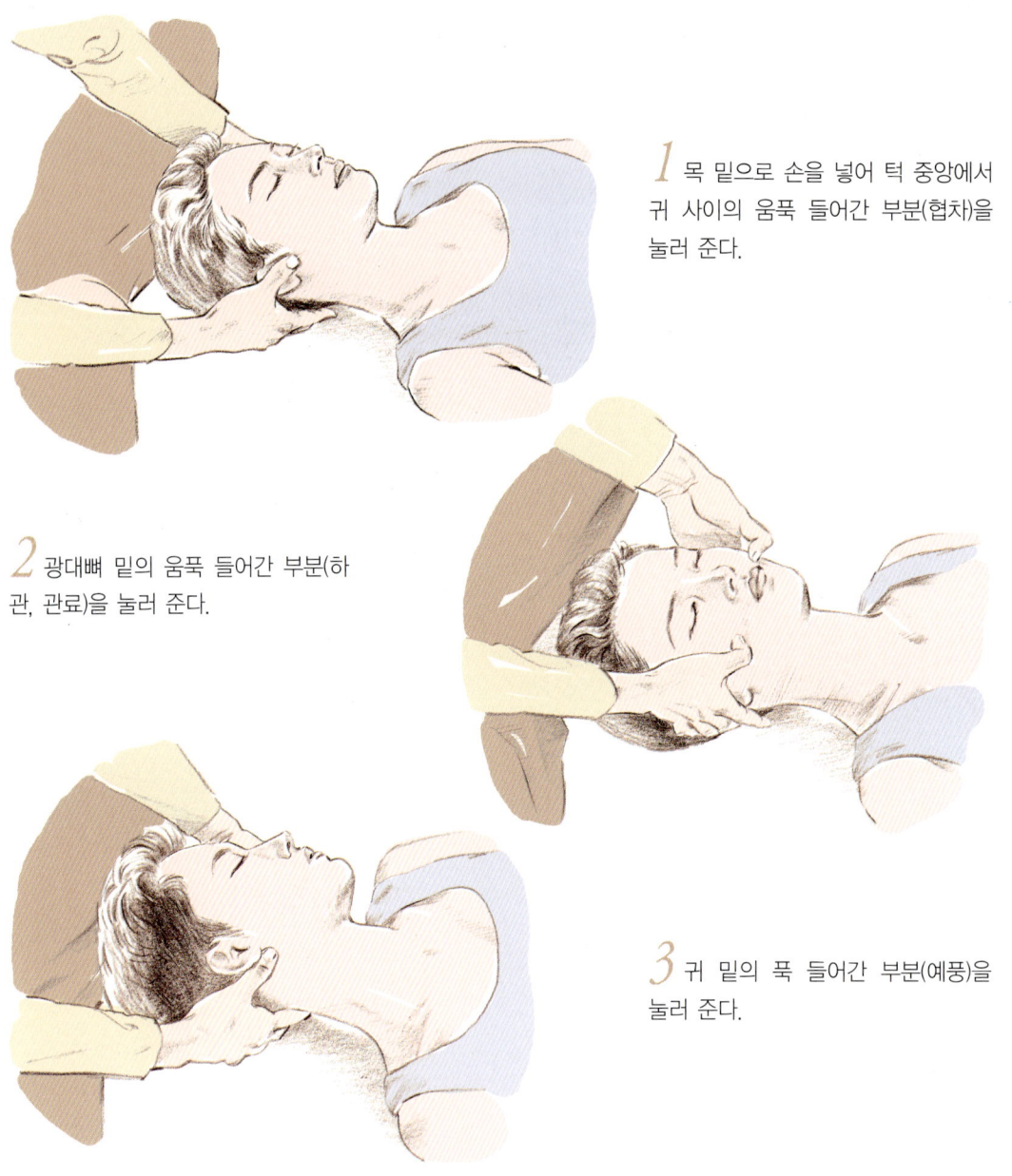

1 목 밑으로 손을 넣어 턱 중앙에서 귀 사이의 움푹 들어간 부분(협차)을 눌러 준다.

2 광대뼈 밑의 움푹 들어간 부분(하관, 관료)을 눌러 준다.

3 귀 밑의 푹 들어간 부분(예풍)을 눌러 준다.

얼굴 활공의 마무리

손바닥으로 얼굴을 쓸어 준다. 두 손을 뜨겁게 비벼 눈에 대 주는 것도 좋다. 얼굴은 약한 곳이기 때문에 부드럽게 해 준다.

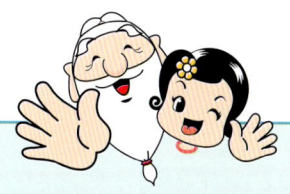

귀는 인체의 축소판

　머리카락을 잡아당기는 것도 활공의 효과가 있듯이 귀를 잡아 당기는 것도 상당한 효과가 있다. 귀를 가만히 보면 태아의 모습을 연상하게 한다. 머리는 귓볼에 해당하고 윗 부분은 다리에 해당하는 것이다. 그래서 옛부터 중국에서는 귀에 침을 놓아 마취를 하기도 하고 여러 질병의 치유에 활용하기도 했다.

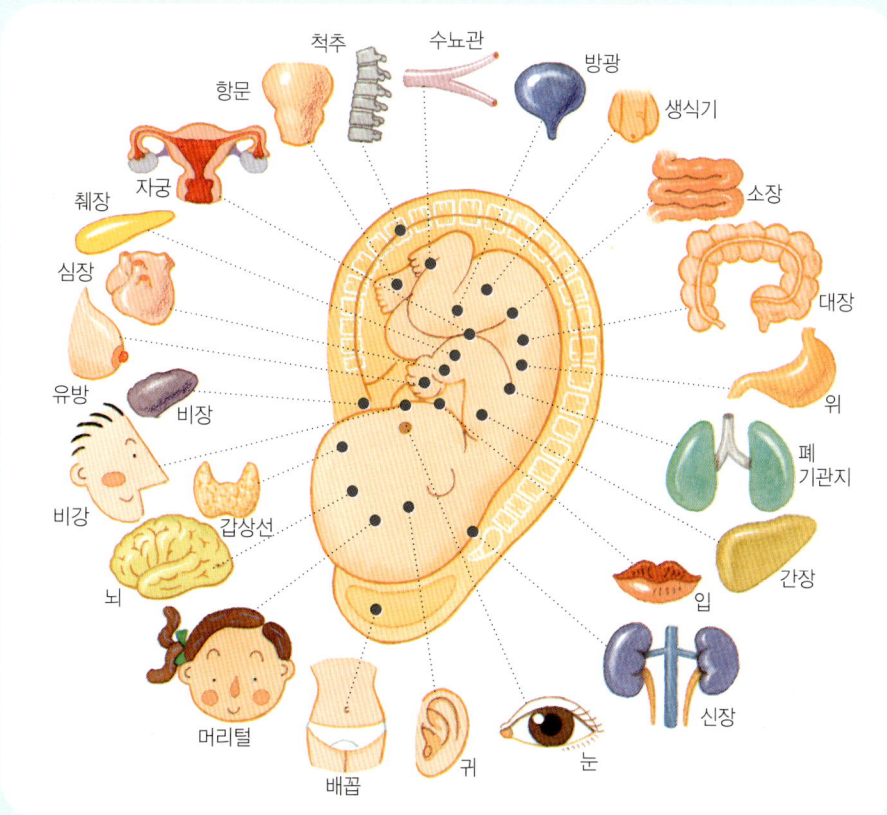

귀와 인체의 상응 관계

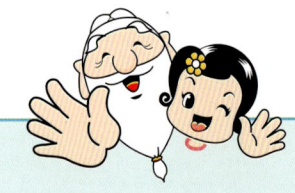

증상에 따른 부위별 귀 활공법

다이어트 하고 싶을 때
가운데 손가락을 반사점에 대고 누른다. 그리고 천천히 귀 윗부분과 귓볼을 위아래로 잡아당긴다.

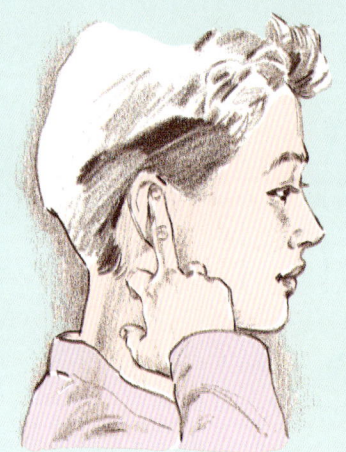 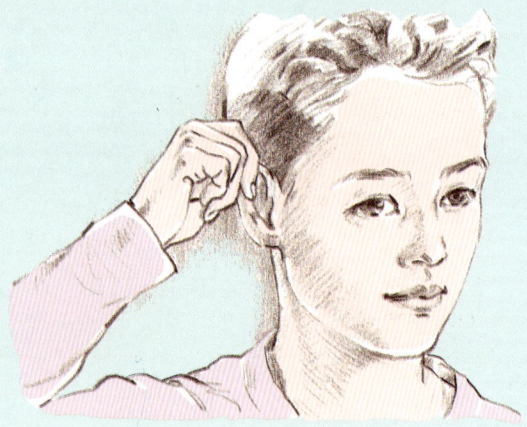

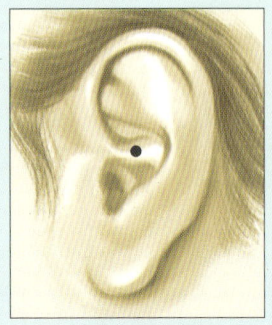
다이어트 반사점

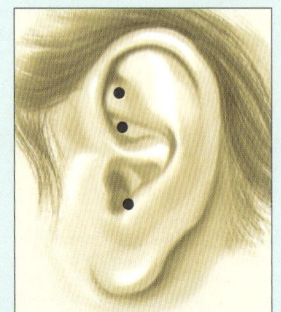
변비로 고생할 때

스트레스 쌓일 때
손바닥으로 귀를 안쪽으로 접어 약하게 비벼 준다.

눈이 침침할 때
귓볼을 엄지손가락과 집게손가락으로 잡아 당기듯 눌러 준다.

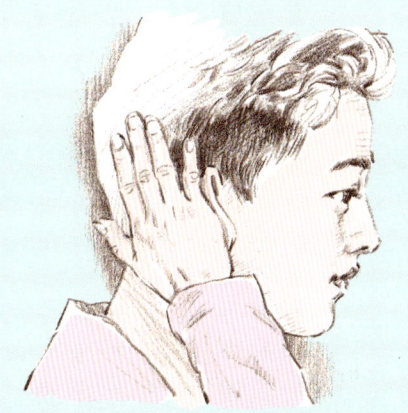
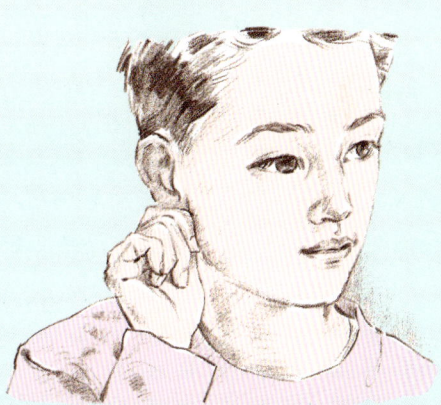

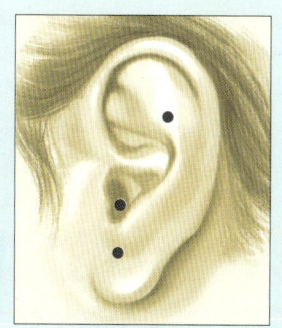

금연하고 싶을 때

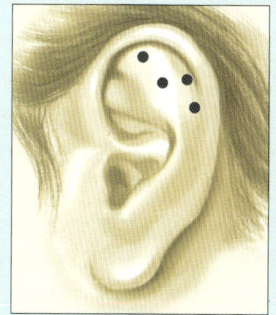

혈액순환 장애에

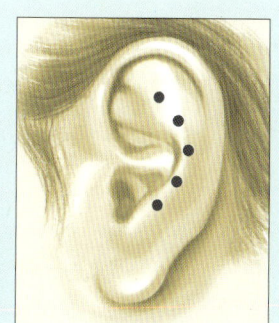

허리가 아플 때(요통)

증상별 활공법 색인

ㄱ

감각마비	77, 109
감기몸살	77, 109
갱년기장애	91
겨드랑이 통증	77
고혈압	57
과민성대장증세	72
구토증	77, 97, 109
귀울림(이명)	97, 131
귓병	106, 109, 131, 137
기관지염(폐질환)	59, 77, 175
기억력 감퇴	77
기침(천식)	77

ㄴ

난소병	77
냉증	67, 77
뇌기능 활성화	112
눈병	106, 109
눈의 통증(안통)	128
눈의 피로	131, 135, 136
눈이 침침할 때	141

ㄷ

다리가 당길 때	67
다리 아플 때	88, 91, 94
다이어트	140
담낭염	77
당뇨병	72, 77
대장염	77
두드러기	77
두통	77, 88, 106
	109, 112, 128, 131
뒷머리 아프고 묵직할 때	77
등의 통증	109

ㅁ

만성 난소병	77
만성 담낭염	77
만성 두통	118
만성 위장병	77
멀미(차멀미)	77
면역성 강화	118
머리가 좋아지는 뇌체조	123
목이 뻣뻣할 때	86
목이 삐끗했을 때	112, 116
목의 통증	109, 112

ㅂ

발기부전	100
발의 부종	77
방광염	77
변비	59, 69, 72, 140
복통	72, 77
불면증	77, 106
불안증	77
비뇨기질환	72
비염	106, 109, 131
빈혈	77

ㅅ

생리불순	69
생리통	67, 86, 88
설사	69, 72
성기능장애	77, 97
성기능 회복	69
소변불통	86
소화불량(대장, 위장의 이상)	
	59, 128
손발부종	91
스트레스 해소	112, 118, 141
습진	67

시력장애 77	위산과다 77	피부미용 128
식욕부진 77	위하수 77	피부병(피부염) 77
신경통 106		
신장기능 회복 63	**ㅈ**	**ㅊ**
심장병 77	자궁암 77	차멀미 77
	전신피로 88, 118	천식 77
ㅇ	정력감퇴 77	청력장애 77
아랫배 통증 77	좌골신경통 67, 69, 72, 77	체증 63
안면경련 131	88, 91	치질 77
안면신경마비 106, 128		치통 128, 137
야맹증 128	**ㅋ**	
어깨결림 57, 59, 109	코피가 자주 날 때 128	**ㅎ**
어깨굳음 77	코막힘 131	현기증 97
언어장애 77		혈액순환장애 141
여성불감증 100	**ㅌ**	협심증 77
요통 67, 72, 88	탈항 88	후두통 77
91, 94, 97, 141	턱의 통증(관절염) 137	후두신경통 77
오십견 57, 59, 77		
위경련 72	**ㅍ**	
위무력증 77	팔 근육통 77	
위산과다 77	편도선염 77, 131	
위약증 77	편두통 77	
위장병 77	피로회복 63, 67, 69, 82, 91	
위통 77	94, 97, 112, 118, 131	

따라하면 누구나 약손!
우리집 동의보감 단학활공1

1판 1쇄 발행 2000(단기4333)년 4월 14일
1판 10쇄 발행 2014(단기4347)년 9월 15일

지은이·국제평화대학원대학교 부설 단학연구원
펴낸이·심정숙
펴낸곳·(주)한문화멀티미디어
등록·1990. 11. 28. 제 21-209호
주소·서울시 강남구 봉은사로 317 논현빌딩 6층(135-833)
전화·편집부 2016-3507 영업부 2016-3500
http://www.hanmunhwa.com

편집·이미향 강정화 최연실 진정근
디자인 제작·이정희 목수정
경영·강윤정 권은주 | 홍보·박진양 조애리
영업·윤정호 조동희 | 물류·박경수

만든 사람들
책임편집·양정인 | 디자인·고도영 이정희 | 사진·김명순 김경아 | 삽화·최종린

ⓒ 한문화, 2000. Printed in Seoul, Korea
ISBN 978-89-5699-185-6 13690
ISBN 978-89-5699-187-0 13690 (전2권)

잘못된 책은 본사나 서점에서 바꾸어 드립니다.
저자와의 협의에 따라 인지를 생략합니다.
본사의 허락 없이 임의로 내용의 일부를 인용하거나 전재, 복사하는 행위를 금합니다.